中药现代化研究系列

柚皮苷人体药代动力学方法学研究与群体药代动力学模型的构建

苏薇薇　白杨　彭维　吴灏　曾璇　著

中山大学出版社
·广州·

版权所有　翻印必究

图书在版编目（CIP）数据

柚皮苷人体药代动力学方法学研究与群体药代动力学模型的构建/苏薇薇，白杨，彭维，吴灏，曾璇著. —广州：中山大学出版社，2021.11
（中药现代化研究系列）
ISBN 978-7-306-07301-3

Ⅰ.①柚… Ⅱ.①苏…②白…③彭…④吴…⑤曾… Ⅲ.①柑果苷—药物代谢动力学—研究 Ⅳ.①R282.710.5

中国版本图书馆 CIP 数据核字（2021）第 245110 号

出 版 人：王天琪
策划编辑：曾育林
责任编辑：曾育林
封面设计：曾　斌
责任校对：马霄行
责任技编：靳晓虹
出版发行：中山大学出版社
电　　话：编辑部 020 - 84113349，84110776，84110779，84110283，84111997
发行部 020 - 84111998，84111981，84111160
地　　址：广州市新港西路 135 号
邮　　编：510275　传　　真：020 - 84036565
网　　址：http://www.zsup.com.cn　E-mail：zdcbs@mail.sysu.edu.cn
印 刷 者：广州市友盛彩印有限公司
规　　格：787mm×1092mm　1/16　8.375 印张　222 千字
版次印次：2021 年 11 月第 1 版　2021 年 11 月第 1 次印刷
定　　价：48.00 元

如发现本书因印装质量影响阅读，请与出版社发行部联系调换

内 容 提 要

本书是中山大学苏薇薇教授团队的原创性研究成果。本书主要研究内容如下：

（1）研究一类新药柚皮苷在人体内的吸收、代谢、排泄特征；分析药代特征的物种差异（大鼠、犬、人），分析药代特征的性别差异，为制订临床给药方案提供药代数据。

（2）建立3个物种（大鼠、犬、人）针对柚皮苷和柚皮素血药浓度多峰现象的药代模型，为预测柚皮苷临床大规模给药的血药浓度提供理论依据；既保证柚皮苷临床药代研究的顺利进行，又为其他黄酮类化合物建立多峰现象的药代模型提供参考与借鉴。本书为构建新药研究领域中的群体药代动力学模型提供了示范。

本研究获得组建悦康药业－中山大学药物研究开发联合实验室、广东省应用型科技研发专项（编号：2015B020234004）的资助。

《柚皮苷人体药代动力学方法学研究与群体药代动力学模型的构建》 著者

苏薇薇 白杨 彭维 吴灏 曾璇

目 录

第一章 引言 ··· 1
    第一节 黄酮类化合物研究概况 ·· 3
    第二节 血药浓度曲线多峰现象研究概述 ·································· 7
    第三节 柚皮苷研究概况 ·· 9
    第四节 本书主要研究内容概述 ··· 16

第二章 柚皮苷人体药代动力学吸收、代谢、排泄研究 ················· 19
    第一节 柚皮苷人体药代动力学研究概述 ································ 21
    第二节 柚皮苷/柚皮素在人血、尿、粪中的分析方法学研究 ····· 22
    第三节 柚皮苷在人体内的吸收研究 ······································ 51
    第四节 柚皮苷在人体内的代谢研究 ······································ 60
    第五节 柚皮苷在人体内的排泄研究 ······································ 66
    第六节 本章小结 ·· 69

第三章 柚皮苷、柚皮素联合的群体药代动力学模型的构建 ········· 71
    第一节 柚皮苷、柚皮素血药浓度多峰现象及体内生理学过程概述 ········ 73
    第二节 微积分模型的探索 ··· 75
    第三节 群体药代动力学模型的构建与验证 ·························· 82
    第四节 本章小结 ·· 93

第四章 全书总结 ··· 95

参考文献 ·· 98

附录 Ⅰ 缩略词表 ·· 109

附录 Ⅱ 分析数据 ·· 111

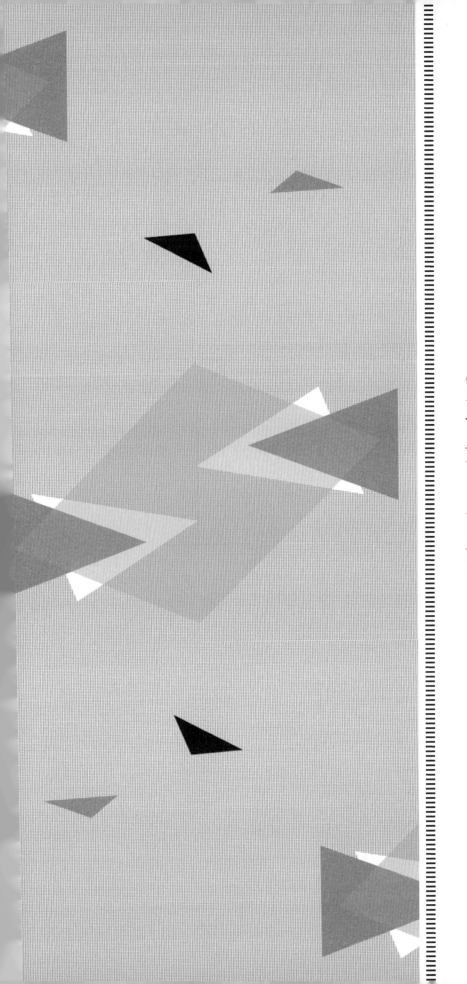

第一章 引言

第一节　黄酮类化合物研究概况

黄酮类化合物是广泛存在于自然界中的蔬菜、水果和药用植物中的一类重要的天然化合物，其结构是以2-苯基色原酮为母核而衍生的一系列多酚化合物，母核中的两个苯环（A环和B环）通过三碳链连接，形成6C-3C-6C基本骨架（图1-1）。[1]根据C环三碳链氧化程度及是否成环，B环的连接位置等结构特点，将其分为黄酮、黄酮醇、二氢黄酮、二氢黄酮醇、异黄酮、查尔酮、花色素、黄烷-3-醇、双黄酮等类别。[2]

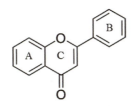

图1-1　2-苯基色原酮化学结构式

一、黄酮类化合物的吸收与代谢

黄酮类化合物经口服给药后，在体内以原型存在的量很少，多以葡萄糖醛酸、硫酸酯结合物的形式大量存在，少量小分子多酚类代谢物在尿、粪中被检出，[3]仍表现出良好的药理活性，这种现象被称为"黄酮悖论"。研究黄酮的吸收与代谢过程，有助于解释"黄酮悖论"，揭示黄酮类化合物的作用特点，为开发有前景的黄酮类新药提供理论和实验依据。黄酮类化合物在体内的吸收与代谢有以下4种类型。

1. 胃吸收

由于胃的特殊酸性环境和较小的胃黏膜吸收面积，酸性药物吸收较好。黄酮类化合物属弱酸性多酚化合物，部分黄酮苷元[4-5]如槲皮素、大豆苷元、染料木素可经胃吸收，花色素苷类化合物[6]由于胃壁上皮细胞的胆移位酶作用可在胃部被快速吸收。

2. 肠吸收

小肠是大多数药物的吸收部位，黄酮苷元由于不含糖基，具较好的疏水性，可通过被动扩散透过肠膜而被吸收。黄酮苷[7]连接糖基，具有较好的亲水性，通常不易被吸收；但也有例外，槲皮素葡萄糖苷被报道在回肠中吸收（52%）明显高于其苷元（24%）。[8]黄酮苷的吸收机制有以下两种：一种是黄酮苷在肠壁上皮细胞中被 β - 葡萄糖苷酶水解成苷元，进入体循环系统，如槲皮素 - 4′- β - 葡萄糖苷，[8]但这一过程易于被多药耐受蛋白 MRP2 抑制，药物排回肠腔。另一种是黄酮苷被小肠绒毛边缘的乳糖酶 - 根皮苷酶水解后被摄入小肠，并进入体循环，[9]如大豆苷[10]、槲皮素 - 3 - β - 葡萄糖苷[11]。

3. 肠代谢

黄酮类化合物在小肠中代谢分为水解反应和结合反应。水解反应研究表明，小肠黏膜中的酶 LPH 和 BSβG 参与黄酮苷水解，该水解反应在其小肠吸收中发挥关键作用。[12-13]结合反应研究表明，肠壁上皮存在葡萄糖醛酸化酶、硫酸酯酶和甲基化酶，黄酮类化合物被催化生成葡萄糖醛酸、硫酸酯和甲基结合产物，一部分从门静脉入肝被进一步代谢，另一部分被排回肠腔。[14-15]

黄酮类化合物在大肠中代谢分为水解代谢和裂环降解。水解代谢后，不同属细菌产生糖苷酶将黄酮苷水解为黄酮苷元；糖苷酶具明显底物选择性，如拟杆菌属细菌 *Bacteroides. sp* 产生的 α - 鼠李糖苷酶只可水解 7 位 α - 鼠李糖刺槐苷，不可水解 3 位 α - 鼠李糖槲皮苷；[16]梭杆菌 *Fusobacterium* K-60 产生的 α - 鼠李糖苷酶可水解槲皮苷。[17]裂环降解后，黄酮类代谢成为小分子酚酸类化合物。不同结构的黄酮会代谢成不同酚酸代谢物[18]：黄酮和黄烷酮类代谢成 C6-C3 结构酚酸；黄酮醇类代谢成 C6-C2 结构酚酸；黄烷醇类代谢成 C6-C3 型酚酸；异黄酮类代谢成乙基酚衍生物。

4. 肝代谢

黄酮类化合物经胃肠道吸收和肠代谢，原型药物与代谢物经门静脉入肝进行代谢，其肝代谢反应分为 I、II 相代谢和水解反应，研究多在体外大鼠、人肝微粒体中进行。

（1）I 相代谢物：以氧化产物为主，是黄酮类受肝脏细胞色素 P450 酶催化后生成的。[19]

（2）II 相代谢物：葡萄糖醛酸、硫酸酯结合物，被报道是黄酮类在人体内的主要代谢物。[19-24]研究表明，[25-26]槲皮素、黄芩素、染料木素、芹菜素等黄酮类葡萄糖醛酸结合物进入体循环后，在作用部位被酶重新水解成活性苷元，进而发挥药理作用。因此，黄酮类葡萄糖醛酸结合物被认为是黄酮类活性代谢物的前药，需在药代研究中先采用 β - 葡萄糖醛酸水解酶使其水解，再测定其含量。[27-37]

(3) 水解反应：其速率常数远低于Ⅱ相代谢反应速率常数，如槲皮素葡萄糖苷水解速率常数是结合反应的 10～50 倍。[38] 因此，Ⅱ相反应为黄酮类化合物主要代谢反应，水解反应仅对其起调节作用。

二、黄酮类化合物的药理作用及机制研究

黄酮类化合物具有抗癌、抗菌、抗病毒、消炎、镇痛、抗氧化、抗衰老、保肝、治疗心血管疾病和抗骨质疏松等多种药理作用。[39]

1. 抗癌作用

芒果苷在 20～250 μmol/L 范围内具有显著抑制人白血病 HL-60 细胞侵袭能力；[40] 以 20 μmol/L 给药人肝癌细胞株 BEL-7404，24 h 后显著阻滞细胞周期于 G2/M 期。[41] 麦胚黄酮类在 1～5 g/L 范围内呈现剂量—效应关系，阻断乳腺癌细胞由 G2/M 期向 S 期转变，诱导细胞发生凋亡。[42] 皂角刺黄酮可抑制结肠癌细胞 HCT116，IC_{50} = 104.27 mg/L；在 IC_{50} 浓度，其细胞凋亡率为 35.60%。[43] 槲皮素显著抑制小鼠肺癌细胞 LA795，IC_{50} = 83.2 mg/L；[44] 给药浓度高于 40 μmol/L，可显著诱导人鼻咽癌细胞 CNE2 的凋亡。[45] 表明黄酮类化合物抗癌机制主要通过抑制癌细胞增殖、促进癌细胞分化、诱导癌细胞凋亡、抑制癌细胞转移等方面，上述机制与黄酮类化合物抗氧化作用有关。

2. 治疗心血管疾病

黄酮类化合物治疗心血管疾病疗效已广为人知，主要通过 4 种作用机制产生疗效。

（1）抗心律失常：如葛根素通过抑制外向整流性 K^+ 电流，使心室心肌细胞有效不应期时程延长，发挥疗效。[46]

（2）对血管的保护作用：如茶叶黄烷-3-醇类化合物可抑制血管紧张素转化酶活性，发挥降压作用。

（3）抗凝血及调节血脂：山楂黄酮可降低大鼠总胆固醇、甘油三酯、低密度脂蛋白水平，其作用机制与影响低密度脂蛋白受体基因的表达有关。[47]

（4）保护心肌：如玉狼伞黄酮可显著提高钙离子-镁离子-ATP 酶和钠离子-钾离子-ATP 酶活性，进而改善因钙超载、能量代谢障碍所致心肌损伤。[48]

3. 治疗糖尿病

黄酮类化合物对预防、治疗Ⅰ型和Ⅱ型糖尿病均有疗效，其主要机制如下：

（1）保护胰岛 β 细胞：如水飞蓟素增加四氧嘧啶诱导糖尿病大鼠胰脏和血中谷胱甘肽含量，对糖尿病大鼠胰脏损伤具有保护作用。[49]

（2）抑制 α-葡萄糖苷酶活性：如大豆异黄酮可抑制 α-葡萄糖苷酶活性，延

长碳水化合物消化过程,减缓餐后血糖升高,最终降低血糖。[50]

(3) 提高机体对胰岛素的敏感性:如黄芪黄酮可作为胰岛素增敏剂,其作用机制与过氧化物酶体增殖物激活受体有关。[51]

4. 抗菌、抗病毒

黄酮类化合物对多种细菌具有广泛抗菌抑菌活性,如沙枣总黄酮对金黄色葡萄球菌、大肠杆菌、枯草芽孢杆菌、毛霉、青霉、黑曲霉菌均具有抑制活性,其机制可能与抑制核酸合成、抑制胞浆膜功能以及影响能量代谢作用有关。[52]

三、黄酮类化合物临床应用及研究难点

1. 黄酮类化合物的临床应用

(1) 心血管疾病药:黄酮衍生物乙氧黄酮具有明显扩张冠状动脉的作用,已用于临床治疗心绞痛、慢性冠脉机能不全;[53]银杏叶制成的舒心酮,其主要药效成分为山奈酚、槲皮素、异鼠李素及少量双黄酮,亦具有扩张心血管的作用,临床用于治疗冠心病。[53]

(2) 保肝药:临床试验证明水飞蓟素具有很强的保肝疗效,已在国外销售,临床上用于治疗急、慢性肝炎,肝硬化和多种中毒性肝损伤。[54]

(3) 抗菌药:黄芩苷已制成注射剂或胶囊,在我国用于临床治疗细菌感染性疾病。[55]

2. 研究难点

黄酮类化合物在自然界中是一种天然化合物,具有多种药理作用和良好的药用价值,但临床开发的成药数量少。即便完成其临床前(大鼠、犬)药代研究,临床药代动力学研究难度仍很大,原因如下:

(1) 非药源性干扰[56]:非药源性干扰主要指食物干扰,以及摄入食物后产生的体内基质干扰。黄酮类化合物数量众多,结构相似,广泛存在于自然界中的水果、蔬菜、药用植物中。实验动物由于统一喂养,饲料可控(如大鼠饲料中仅豆粉含大量黄酮类化合物),用豆粉替代物后可排除食物干扰。而人类每天均需摄入蔬菜、水果等,每天平均摄入 1~2 g 黄酮类化合物;从营养学考虑,无法使受试者不食用含黄酮的水果和蔬菜,且此举违背伦理学,伦理学委员会不批准即无法开展临床研究。大量结构类似黄酮类化合物的摄入,在人体内会产生一系列结构类似的代谢物,产生基质干扰(即非药源性干扰),加大了临床生物样本分析的难度。

(2) 多峰现象[57]:黄酮类化合物血药浓度曲线普遍存在多峰现象,现有药代模型准确计算药代参数难度大且无法预测药物浓度,无法为临床研究提供可靠药代数据。

第二节 血药浓度曲线多峰现象研究概述

多峰现象形成的原因及研究难点如下：

黄酮类化合物血药浓度曲线经常出现多峰现象，多峰现象是血药浓度—时间曲线中呈现两个或两个以上药物浓度峰值的现象，[57]见图1-2。该现象形成的主要原因[28]：①胃肠吸收（胃排空或肠动力的变化）；②肝肠循环。

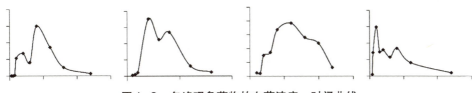

图1-2 多峰现象药物的血药浓度—时间曲线

1. 多峰现象产生的后果

（1）难于准确计算药代参数[57]：由于多峰现象使药物不符合经典的药代动力学房室模型或非房室模型的假设前提 [房室模型假设前提：药物在体内符合一级吸收和消除规律，药物浓度呈指数下降。非房室模型假设前提：药物在体内符合线性的药代动力学，药物浓度终点（3～5个点）呈现取对数后线性的规律]，影响药动参数准确计算，尤其是当第2个或第3个药物浓度峰值较大时（超过第一个峰的50%以上），药物的实际半衰期（$t_{1/2}$）比房室模型或非房室模型方法计算的半衰期更长。

（2）无法预测药物浓度[57]：采用非房室模型可计算药代参数，无法预测临床血药浓度，使临床药代-药效研究推进困难。

因此，多峰现象的药物需建立合适的药代模型描述和预测药物浓度，以提高药物临床应用的安全性和有效性。

2. 多峰现象的药代模型研究概况

药代模型属于药代动力学的理论研究范畴。黄酮类化合物的多峰现象药代模型目前未见报道，可能其在体内代谢（肠、肝脏代谢）及肝肠循环这一复杂动态过程形成多峰现象，阻碍研究者建立合适的模型。

已有科研人员对多峰现象的其他类药物进行群体药代动力学模型研究。群体药代动力学（population pharmacokinetics，PPK）将数学模型与群体统计学模型结合，研究药物体内过程的群体规律、药代动力学参数的统计分布及其影响因素。[58] 随着药代动力学的发展，研究者运用计算机技术建立群体药代动力学（PPK）模型，对个体之间药物浓度和变异来源进行相关性研究。个体变异来源通常指人口统计学特征（如体重、性别、体重指数等）、病理生理特征（如代谢、排泄功能等）及治疗方面的特征。经建立、验证（也称仿真）过程，最终得到 PPK 模型，可准确、全面挖掘药物在体内的药代动力学特征、药物相互作用特征、疾病进展趋势、确定最佳给药方案和描绘、预测药物浓度等。[58] 根据多峰现象形成的原因，群体药代模型分类如下。

1）肝肠循环模型

（1）多房室模型[59]：特索芬辛基于一级动力学血药浓度变化建立三房室模型，包括吸收房室、中心房室和胆囊房室，胆汁释放由正弦函数模型控制，定时开关胆囊房室；美洛昔康也基于一级动力学建立四房室模型，包括吸收、中心、外周和胆囊房室，胆汁释放也由正弦函数模型控制。

（2）零阶和一阶混合的二房室线性模型[60]：辛伐他汀及其代谢物辛伐他汀酸的血药浓度变化采用 3 种平行吸收过程的双室线性模型，每种吸收过程均由零吸收和一阶吸收混合组成。根据判别标准采用不同模型，模型参数有显著差异。该模型体现辛伐他汀及其代谢物辛伐他汀酸的转化关系。

（3）非线性混合的药代模型[61-62]：霉酚酸及其代谢物葡萄糖醛酸结合物的血药浓度变化采用非线性混合的联合药代模型，[61] 包括肠房室、胆囊房室、霉酚酸中心和外周房室、代谢物中心房室。该模型亦用协方差，分析 UGT1A9 基因多态性对霉酚酸及其代谢物药动学并无影响。双氯芬酸和罗非考昔在建立大鼠非线性混合 PPK 模型时，[62] 通过双氯芬酸周期传输速率和其代谢产物生成速率建立药代模型；罗非考昔模型设置一个代谢室，通过一级循环速率和代谢滞后时间参数说明药代过程。

2）胃肠吸收模型

（1）基于胃分泌与肠再吸收药代模型[63]：以奈韦拉平处置过程（包括胃分泌与肠再吸收）为基础，建立符合多峰现象的生理机制模型。

（2）基于胃肠道多段吸收药代模型[64]：以双氯芬酸钠在胃肠道多段吸收为假设，结合一阶吸收和多段吸收，拟合人体内双氯芬酸钠缓释的血药浓度—时间数据，建立药代模型。

（3）两个吸收房室联合的药代模型[65]：烷基间苯二酚及其两种主要代谢物的药代模型包括两个吸收室，一个吸收室将烷基间苯二酚直接转移至体循环，另一个吸收室将部分烷基间苯二酚代谢后进入体循环。

第三节　柚皮苷研究概况

柚皮苷是化橘红的主要活性成分。[66-67]化橘红是芸香科植物化州柚 *Citrus grandis* Tomentosa 或柚 *Citrus grandis* (L.) Osbeck 的未成熟或近成熟的干燥外层果皮。[68]2006 年，化橘红被国家质检总局批准列入国家地理标志产品，并被国家知识产权局收录于中国地理标志网；2020 年 12 月，化橘红被收载于《美国药典》。

一、柚皮苷药理作用及机制研究

柚皮苷体内、体外研究表明，其具有化痰、止咳、抗炎，抗动脉粥样硬化，治疗心血管疾病、糖尿病、神经退行性疾病、骨质疏松症和风湿病等多种药理作用。此外，柚皮苷对各种口腔、乳腺、结肠、肝脏、肺和卵巢癌模型发挥预防和抗癌作用。[69]

1. 化痰、止咳、抗炎作用及其机制[70-79]

柚皮苷在小鼠、大鼠、豚鼠、犬的模型中均具有化痰、止咳、抗炎作用，为外周镇咳药，且对急性肺损伤状态下的肺纤维化有保护作用，其作用机制已深入研究。

(1) 小鼠与犬模型：柚皮苷对百草枯诱导小鼠急性肺损伤和肺纤维化具有保护作用，[71]给药后（60 mg/kg、120 mg/kg）可显著抑制 TNF-α、TGF-β1、MMP-9、TIMP-1、肺丙二醛和羟脯氨酸的上调，增加 SOD、氧化酶和 HO-1 活性，改善肺纤维化沉积。柚皮苷对脂多糖诱导急性肺损伤小鼠、比格犬模型给药，可显著降低痰液体积和肺部炎症。机制研究表明：祛痰效果[70]是通过抑制杯状细胞增生、黏液过度分泌、促进痰液分泌等多靶点；抗炎活性[72]是抑制肺水肿，髓过氧物酶和一氧化氮合成酶活性，TNF-α 分泌和肺中性粒细胞浸润。

(2) 大鼠模型：柚皮苷对香烟烟雾诱导大鼠慢性肺中性粒细胞炎症模型，[77]具有剂量依赖抗炎作用，其作用机制是阻止香烟诱导髓过氧物酶和激活中性粒细胞浸润，抑制细胞因子、IL-10 释放。

(3) 豚鼠模型：在豚鼠慢性支气管炎模型中，[75]柚皮苷可显著减少咳嗽、气道高反应性，具有抗炎作用，其作用机制[76]是降低肺泡灌洗液中 IL-8、LTB4 和 TNF-α 的浓度，降低肺组织和肺泡灌洗液中的髓过氧化酶活性，但未显著降低肺泡灌洗液中的白细胞，且提高了肺组织超氧化物歧化酶活性，增加了肺泡灌洗液中 LXA4

的量。柚皮苷在豚鼠实验性咳嗽变异性哮喘模型中,[78]可显著减少咳嗽、气道高反应性,具有抗炎作用,其机制是抑制气道炎症中 IL-4、IL-5、IL-13 的增加,且为外周镇咳。柚皮苷不通过神经肽系统或 ATP 敏感的钾离子通道发挥外周镇咳作用。[79]

(4) 细胞试验:柚皮苷对脂多糖诱导的 RAW 264.7 巨噬细胞趋化因子表达实验,[73]结果表明柚皮苷减少 IL-8、MCP-1 MIP-1α 分泌和 mRNA 表达,其机制是阻断 NF-κB 和 MAPK 信号通路的激活。柚皮素亦可降低表皮生长因子诱导的 A549 细胞中的 MUC5AC 分泌,其作用机制是抑制 MAPKs/AP-1 和 IKKs/IκB/NF-κB 信号通路。[74]

2. 治疗心血管疾病

(1) 体外研究:柚皮苷(0.1～0.3 mmol/L)在血管收缩剂苯肾上腺素的作用下可促进离体大鼠主动脉舒张,其机制被认为是抑制 Ca^{2+} 内流和从细胞内储存释放钙,提示具有血管松弛作用。[80]此外,柚皮苷(100 μmol/L)也可直接激活钾离子通道,使钾离子流进入。[81-82]

(2) 体内研究:大鼠实验表明,柚皮苷(0.25～1.0 g/kg)可增加一氧化氮的生物利用度,有助于改善中风、高血压和脑血栓的形成。[83]柚皮苷的心脏保护作用在分子水平解释,是柚皮苷(10～40 mg/kg)显著增加 Na^+-K^+-ATP 酶活性,降低 Ca^{2+} 和 Mg^{2+} 的活性,对异丙肾上腺素诱导心肌损伤具有保护作用。[84-87]柚皮苷(20～80 mg/kg)通过调节热休克蛋白、p-Akt/p-eNOS 和 MAPKs,可显著降低大鼠心肌缺血-再灌注损伤时的梗死面积。[88]

3. 治疗糖尿病

(1) 体外研究:柚皮苷(10 mmol/L)对 DPP-IV 的抑制作用比相同浓度的阳性药西格列汀更强,并可促进胰岛素分泌和葡萄糖处置,对胰岛具有保护作用。[89]

(2) 体内研究:在 C57BL/KsJ-db/db 小鼠实验中,柚皮苷(0.2 g/kg)可增加肝糖酵解和糖原浓度并降低肝糖,预防小鼠高血糖;[90]也可降低小鼠高血脂和高血糖;[91]还可减轻小鼠因喂养高脂食物产生的代谢综合征,其机制是激活 IRS-1,影响 MAPK 通路。[92]在糖尿病大鼠实验中,柚皮苷(40 mg/kg,一日两次)的抑制作用大于同等剂量的西格列汀。[89]Ⅰ型糖尿病大鼠模型中,柚皮苷(50 mg/kg)可改善Ⅰ型糖尿病大鼠的动脉粥样硬化指数,并未出现高血糖。[93]

4. 治疗骨质疏松

(1) 体外研究:对于大鼠成骨细胞 UMR-106,柚皮苷(10 nmol/L～1 μmol/L)可增加细胞增殖和 ALP 活性;[94]柚皮苷(0.001～0.1 μmol/L)可抑制 HMG-CoA 还原酶,增强成骨细胞活性;[95]柚皮苷(2 μg/mL)也可改善 MC3T3-E1 成骨细胞增殖和分化,上调 Runx2 杆菌和 OCN 蛋白表达。[97]

（2）体内研究：对于 C57/BL6J 小鼠，柚皮苷（0.2～0.4 mg/g）可防止切除卵巢后的骨流失；[94]其作用机制是减少参与成骨细胞分化和骨形成蛋白的 BMP-2 降低，进而显著减少卵巢切除后的骨流失。[96]柚皮苷（5g/L）可提高大鼠骨密度 10.2%，[98]在 0.01～100 mg/L 剂量亦可改善大鼠牙槽骨，[99]表明柚皮苷可减弱骨吸收的衰减。

二、柚皮苷的急性毒性、长期毒性评价[100-102]

SD 大鼠单次给药柚皮苷（口服，16 g/kg），未呈现明显的毒副反应；[100]SD 大鼠连续 3 个月、6 个月给药柚皮苷（口服，1250 mg/kg/d），未呈现明显的毒副反应，表明其具有很好的安全性。[101-102]

三、柚皮苷的药代动力学研究

药代动力学是研究药物吸收、分布、代谢、排泄动力学过程的学科。药物在体内呈现出动态变化过程，包括被吸收到血液循环中，分布到机体的组织和体液中，与血浆或细胞中的成分结合，被机体代谢，最终从体内排出。这些生物过程基本同时发生，模拟该过程需要复杂的数学模型。药代动力学为药物剂型设计、给药方案制订、了解机体对药物作用机制、将药物在体内的时间过程与其药效学和/或毒性作用联系起来提供科学依据。[57]

研究报道，槲皮素、黄芩素、染料木素、芹菜素等黄酮类化合物，[25-26]在体内被大量代谢成葡萄糖醛酸结合物进入体循环，这些结合物在作用部位被酶水解成活性苷元，进而发挥药理作用。因此，黄酮类葡萄糖醛酸结合物被认为是活性代谢物的前体，在药代研究中，需测定其含量，通常先采用 β-葡萄糖醛酸水解酶使其水解，再提取、测定。[27-37]

1. 柚皮苷的吸收研究

目前，柚皮苷的吸收研究主要集中在大鼠、犬的研究，采用 β-葡萄糖醛酸水解酶先水解，再提取、测定柚皮苷及其活性代谢物柚皮素（化学结构式见图 1-3）。

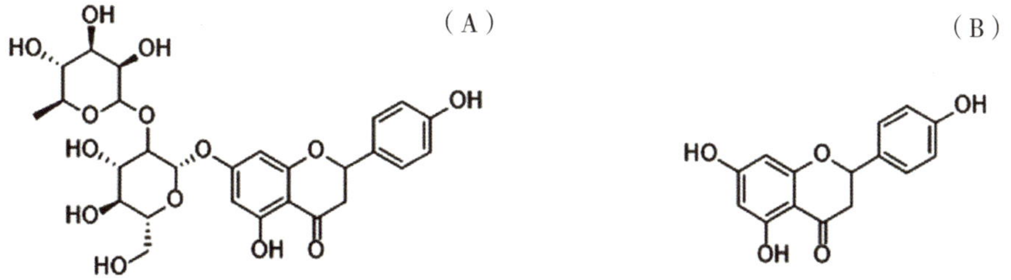

图 1-3 柚皮苷（A）和柚皮素（B）的化学结构式

在部分吸收研究中,柚皮苷与草药、水果和其他传统药物混合给药,[27-29,31-32]柚皮苷的药代动力学参数可能受到其他共同给药成分药-药相互作用的影响,与柚皮苷单独给药后测定的药代动力学参数有所不同,无法为临床给药剂量提供理论依据。也有部分报道柚皮苷单独给药的研究,如杨翠平[36]、刘孟华[37]分别研究单独给药 SD 大鼠(口服给药 10.5 mg/kg、21 mg/kg、42 mg/kg、168 mg/kg;静脉给药 42 mg/kg;多次给药 42 mg/kg,一日三次)和比格犬(口服给药 3.1 mg/kg、12.4 mg/kg、49.6 mg/kg;静脉给药 12.4 mg/kg;多次给药 12.4 mg/kg,一日三次)的药代动力学。大鼠和犬体内柚皮苷及活性代谢产物柚皮素的血药浓度—时间曲线见图 1-4。

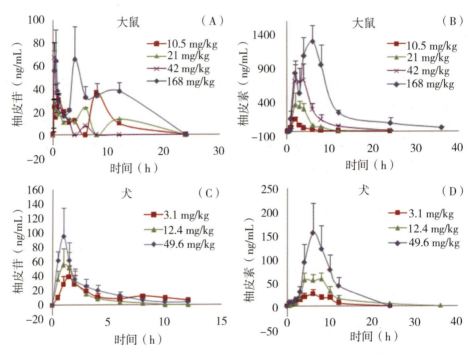

图 1-4 柚皮苷及柚皮素在大鼠、犬的血药浓度—时间曲线[36-37]
(A)大鼠中柚皮苷;(B)大鼠中柚皮素;(C)犬中柚皮苷;(D)犬中柚皮素。

柚皮苷大鼠、犬药代研究结果存在如下明显物种差异。

(1)药代过程:尽管柚皮苷给药剂量按体表系数折算后相同,但柚皮苷在犬体内的药代过程比大鼠长(犬:柚皮苷 $T_{max}=1.77$ h,$t_{1/2}=1.49$ h;大鼠:柚皮苷 $T_{max}=1.11$ h,$t_{1/2}=0.51$ h);这可能与不同物种的生理因素(如血流速度、体内代谢和排泄速率、体表面积等)不同有关。[32]柚皮素的半衰期在大鼠、犬体内无显著性差异(犬:柚皮素 $t_{1/2}=2.03$ h;大鼠:柚皮素 $t_{1/2}=2.31$ h)。

(2)AUC 和 C_{max}:柚皮苷大鼠、犬 C_{max}、AUC 随剂量轻微波动略有增长,柚皮素则随剂量呈线性增长;这表明柚皮苷更像活性药物前体,而活性代谢物柚皮素在体内随剂量呈线性增长。

（3）绝对生物利用度：柚皮苷在大鼠体内的绝对生物利用度为44.1%（42 mg/kg），在犬体内的绝对生物利用度为34.4%（12.4 mg/kg），表明存在肝脏首过效应。柚皮苷在大鼠和犬中静脉给药后测得活性代谢物柚皮素 AUC 显著小于口服给药后柚皮素 AUC，说明柚皮素主要经胃肠道产生，柚皮苷口服后的效果可能更佳。

（4）柚皮苷大鼠、犬药代参数存在性别差异[33, 36-37]。具体如下：①犬[37]，药代参数无性别差异。②成年健康大鼠[36]，部分药代参数存在显著的性别差异。单剂量给药，少量雌性药代参数显著高于雄性；多剂量给药，少量雌性药代参数显著高于雄性。③老年大鼠[33]，药代参数存在显著的性别差异，雌性的药代参数显著高于雄性。

2. 柚皮苷的分布研究

从伦理学考虑，药物分布研究仅使用动物。柚皮苷的分布报道主要集中于大鼠。Silberberg 等对大鼠给药柚皮苷后，测定其与代谢物在肝脏、肾脏中的含量，[103]结果柚皮苷在肝脏、肾脏中几乎无法测出，其活性代谢物柚皮素在肝脏中测得的浓度接近在肾脏中测得的3倍，且柚皮素在肝脏、肾脏中主要以葡萄糖醛酸结合物和硫酸酯结合物的形式存在（肝脏中占70%，肾脏中占50%），表明柚皮苷给药后，组织分布中以柚皮素葡萄糖醛酸结合物和硫酸酯结合物的形式存在，这一现象可能与其代谢物分布组织能力和与组织蛋白结合力不同有关。[104]邹威[105]研究柚皮苷在 SD 大鼠各组织中的分布，结果表明：柚皮苷和柚皮素广泛分布在各组织中；柚皮苷主要分布在胃、肠，而柚皮素主要分布在肝脏、肾脏；二者在脑中含量最低，表明二者很难穿过血脑屏障；除胃、肠、肝脏、肾脏外，柚皮苷和柚皮素在气管和组织中分布最多，这可能是柚皮苷化痰止咳药理作用的物质基础。Zeng 等[33]测定柚皮苷在 SD 老年大鼠各组织中的分布情况，并与 SD 成年大鼠比较，研究表明，柚皮苷和柚皮素在 SD 老年大鼠各组织中的分布含量排序和成年大鼠相同，但在老年大鼠中，T_{max}更长，表明二者在老年大鼠的各组织中分布速度更慢。

3. 柚皮苷的代谢研究

柚皮苷的代谢研究主要集中在大鼠与犬的尿液、粪便、胆汁，大鼠和人肝微粒体、人肠道菌群代谢研究上；代谢产物文献汇总见表1-1。在24种代谢物中，大鼠排泄物中有16种，[106]犬排泄物中有20种，[106]大鼠肝微粒体中有12种，[107]人肝微粒体中有10种，[107]人肠道菌群中有9种。[108]代谢物的种类和数量都存在物种差异及体内、外代谢差异。

根据柚皮苷的代谢结果推断其在体内代谢过程如下：柚皮苷口服后，首先经肠道菌群将柚皮苷代谢为活性代谢物柚皮素、柚皮苷，以及柚皮素的羟基化、氢化、

表 1-1 柚皮苷、柚皮素体内外代谢产物[106-108]

序号	代谢物形成	名称	对照品确证	比格犬 柚皮苷给药	SD大鼠 柚皮苷给药	大鼠肝微粒体 柚皮苷给药	大鼠肝微粒体 柚皮素给药	人肝微粒体 柚皮苷给药	人肝微粒体 柚皮素给药	人肠道菌群 柚皮苷给药
M_1	[M_1]	柚皮苷	√	粪、尿、胆汁	粪、尿、胆汁	+				
M_2	[M_2]	柚皮素	√	粪、尿、胆汁	粪、尿、胆汁	+	+	+	+	+
M_3	[M_1+OH]	新北美圣草苷	√	粪、尿	粪、尿	+		+		+
M_4		橙皮苷	√	尿	尿					+
M_5	[M_1+OH+CH$_3$]	5-乙酰柚皮苷		尿	粪					+
M_6	[M_1+COCH$_3$]	柚皮苷4位加氢产物		粪、胆汁	粪					
M_7	[M_1+2H]	野漆树苷	√			+		+		+
M_8	[M_1-2H]	柚皮苷葡萄糖醛酸结合物		尿	粪					+
M_9	[M_1+GlcuA]	柚皮素葡萄糖醛酸结合物		粪、尿、胆汁	粪		+		+	
M_{10}	[M_2+2H]	芹菜素	√	尿、胆汁	尿、胆汁		+	+	+	
M_{11}	[M_2+GlcuA]	7-葡萄糖醛酸柚皮素		尿、胆汁	尿、胆汁		+		+	
M_{12}	[M_2+GlcuA]	4'-葡萄糖醛酸柚皮素		粪、尿、胆汁	粪、尿、胆汁		+		+	
M_{13}	[M_2+OH]	圣草酚	√	粪、尿	粪、尿		+			
M_{14}	[M_2+SO$_3$H]	柚皮素硫酸酯结合物		尿、胆汁	尿、胆汁		+			+
M_{15}	[M_2+Glc]	柚皮素葡萄糖苷结合物		尿、胆汁	尿、胆汁		+			+
M_{16}	[M_2+Glc]	柚皮素葡萄糖苷结合物					+			+

续上表

序号	代谢物形成	名称	对照品确证	比格犬柚皮苷给药	SD大鼠柚皮苷给药	大鼠肝微粒体柚皮苷给药	大鼠肝微粒体柚皮素给药	人肝微粒体柚皮苷给药	人肝微粒体柚皮素给药	人肠道菌群柚皮苷给药
M_{17}	$[M_2 + OH + GlcuA]$	柚皮素羟化后葡萄糖醛酸结合物		尿，胆汁						
M_{18}	$[M_2 + OH + CH_3]$	橙皮素	√		尿	+	+			
M_{19}	M_2 的 B 环裂解	5,7-二羟基色原酮	√	粪，尿，胆汁	尿	+	+			
M_{20}	M_2 的 C 环裂解后氧化	2,4,6-三羟基苯甲酸		粪	粪					
M_{21}	M_2 的 C 环裂解后氧化	对羟基苯甲酸		粪，尿	粪，尿					
M_{22}	M_2 的 C 环裂解后氧化	对羟基苯丙酸	√	粪，尿	粪，尿					+
M_{23}	$[M_{24} - OH]$	马尿酸	√	粪，尿						
M_{24}	$[M_{21} + Glycine]$	对羟基马尿酸								
M_{25}	$[M_{22} + SO_3H]$	对羟基苯丙酸的硫酸酯结合物		尿，胆汁						

脱氢和乙酰化的代谢产物。随后，这些代谢物主要通过门静脉运输到肝脏后，进一步代谢成柚皮苷和柚皮素的葡萄糖醛酸和硫酸酯结合物，进入体循环。[30]最终，柚皮苷、柚皮素和二者的葡萄糖醛酸和硫酸酯结合物经肝脏被分泌到胆汁，排泄到肠道，进入粪便中，或在肠道中被重新吸收进入肝脏（即肝肠循环，EHC）。[108-109]

柚皮苷在人肝微粒体中的肝药酶代谢途径已有报道，[107]有助于阐述其体内代谢过程。柚皮苷和柚皮素分别加入人肝微粒体孵育后，空白溶液或5种P450酶单一抑制剂工作溶液分别加入孵育系统，共测定6种代谢物，包括新北美圣草苷、野漆树苷、柚皮素、圣草酚、芹菜素和5,7-二羟基色原酮。与空白组相比，在抑制剂组中加入单一酶抑制剂后，代谢物的量有显著性减少。结果表明，CYP2C9是柚皮苷最主要的代谢酶，酶的贡献依次为：CYP2C9，6种代谢物；CYP2C19，4种；CYP2D6，3种；CYP3A4/5，2种；CYP1A2，1种。因此，柚皮苷在人肝微粒体中代谢是一个多种肝药酶同时催化的复杂过程，单一肝药酶抑制剂对其影响较小。

4. 柚皮苷的排泄研究

柚皮苷的排泄研究主要集中在大鼠与犬尿液、粪便。

成年健康大鼠、犬[106]：柚皮苷单次给药，以柚皮苷、柚皮素和4-羟基苯丙酸的形式计算大鼠尿液和粪便总累积排泄率为21%，比格犬的总累积排泄率为60%，尿液24 h、粪便36 h内排出；多次给药后，大鼠与犬尿液和粪便总累积排泄率无显著增长；表明单次给药累计排泄率存在物种差异，多次给药无蓄积。

老年大鼠[36]：柚皮苷单次给药，以柚皮苷和柚皮素的形式计算累计排泄率为19%，以柚皮苷、柚皮素和4-羟基苯丙酸的形式计算累计排泄率为98%，24 h内排出；老年大鼠粪便中柚皮苷和柚皮素的累积总排泄量明显高于成年大鼠，表明老年大鼠对柚皮苷的吸收和代谢可能更加完全。

第四节 本书主要研究内容概述

本团队前期已完成柚皮苷临床前（大鼠、犬）吸收、分布、代谢、排泄的研究。结果表明：其药代特征在大鼠、犬中呈现物种、性别显著性差异，因此难于将大鼠、犬的药代参数外推至人，亦无法明确受试者性别是否引起临床给药方案的调整；且大鼠、犬血药浓度曲线存在多峰现象，无法采用现有药代模型预测血药浓度，需建立更合适的药代模型。

柚皮苷Ⅰ期临床研究需要解决的问题：①柚皮苷在人体中的吸收、代谢、排泄特征；柚皮苷临床药代特征是否与大鼠、犬存在物种差异，如何正确利用动物实验数据外推至人；性别差异如何。②是否可建立更适合血药浓度曲线多峰现象的药代模型，建立的药代模型是否可为黄酮类药物研究提供新的模式。

本书主要研究内容：

（1）研究一类新药柚皮苷在人体内的吸收、代谢、排泄特征；分析药代特征的物种差异（大鼠、犬、人），分析药代特征的性别差异，为制订临床给药方案提供药代数据。

（2）建立3个物种（大鼠、犬、人）中针对柚皮苷和柚皮素血药浓度多峰现象的药代模型，为预测柚皮苷临床大规模给药的血药浓度提供理论依据，既保证柚皮苷临床药代－药效研究的顺利进行，也为其他黄酮类化合物建立多峰现象药代模型提供参考与借鉴。本书对构建新药研究领域群体药代动力学模型提供了示范。

第二章 柚皮苷人体药代动力学吸收、代谢、排泄研究

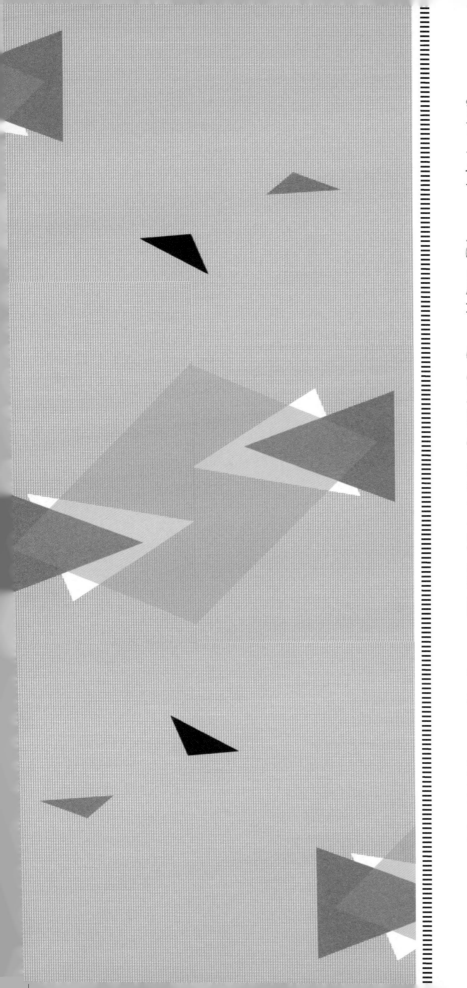

一类新药获得临床批件后进入Ⅰ期临床试验阶段，研究对象为健康受试者，研究内容包括单剂量给药组、多剂量给药组、进食影响组，进行人体安全性、耐受性、药代动力学研究。药代动力学研究采集健康受试者的血、尿、粪样本，进行吸收、代谢、排泄的研究，目的是为后续临床研究试验设计和给药方案提供依据。

第一节　柚皮苷人体药代动力学研究概述

本研究为国家一类新药柚皮苷片的随机、双盲、安慰剂对照、单中心的Ⅰ期临床试验的药代动力学研究部分。

柚皮苷片按药品注册分类为化学药品第1.2类新药，临床适用症为各种原因引起的有痰或无痰咳嗽，已获国家食品药品监督管理局临床试验批件（批件号：2013L01586）。

受试者为健康男性和女性，年龄在18～40岁，体重≥50 kg，体重指数为19～25。根据筛选病史、体格检查、生命体征、心电图和实验室检查，参与者的健康状况良好。

临床研究在北京医院进行，协议与知情同意书由北京医院的伦理审查委员会批准（伦理批准号：2014BJYYEC-047-14、2018BJYYEC-123-02）。临床研究根据国际协调会议（The international Council for Harmonization of Technical Requirements for Pharmaceuticals for Human Use，ICH）良好临床指导原则（Good Clinical Practice，GCP）和美国联邦法规法典（Code of Federal Regulations，CFR）第21部分、第50部分和第56部分实施。根据《赫尔辛基宣言》（1996），在任何与临床研究相关的操作开始前，受试者须先签署书面的知情同意书。本研究临床研究注册编号：CTR20130704（单次给药/进食影响）、CTR20190127（多次给药）。

Ⅰ期临床试验包括单次给药、进食影响、多次给药试验。每个剂量组有10例健康受试者，8例接受柚皮苷片，2例接受安慰剂。单次给药试验递增剂量为40 mg/人、80 mg/人、160 mg/人、320 mg/人、480 mg/人的5个剂量组；进食影响试验采用安慰剂对照、双周期、自身交叉方式进行，剂量为160 mg/人。多次给药试验剂量为160 mg/次，一日三次，连续7天。所有临床试验中对受试者进行医学监护。

所有血样通过前臂静脉留置针或直接静脉穿刺的方式采集。单次给药及进食影响临床采血点：给药前及给药后0.25 h、0.5 h、0.75 h、1 h、2 h、3 h、4 h、5 h、6 h、7 h、8 h、10 h、12 h、14 h、16 h、24 h、36 h、48 h。多次给药临床采血点：给药前及给药后0.25 h、0.5 h、0.75 h、1 h、2 h、3 h、4 h、5 h、6 h、7 h、8 h、10 h、

12 h、14 h、16 h、24 h、120 h、128 h、136 h、144 h、144.25 h、144.75 h、145 h、146 h、147 h、148 h、149 h、150 h、151 h、152 h、154 h、156 h、158 h、160 h、168 h。每个采血点采集 4 mL 静脉血置于肝素化的真空采血管中，轻轻翻转试管混匀内容物，30 min 内离心（3000 r/min，4 ℃，10 min），离心后立即将血浆分别转移至 2 个粘贴血浆标签的冻存管中（测定、备份管），置于 −80 ℃ 冰箱保存。血浆测定管采用冷链转运至检测单位进行检测，备份管在北京医院I期临床试验研究室保存。

单次给药及进食影响临床尿液收集：给药前、给药后 0～4 h、4～8 h、8～12 h、12～24 h、24～36 h、36～48 h、48～60 h、60～72 h 各段尿液。多次给药临床尿液收集：第 1 天给药前，第 7 天给药前、给药后 0～4 h、4～8 h、8～12 h、12～24 h、24～36 h、36～48 h、48～60 h、60～72 h 各段尿液。记录尿液体积，每段混匀后，取适量分别转移至 2 个粘贴尿样标签的冻存管中（分别为测定、备份管），置于 −80 ℃ 冰箱保存。尿样测定管采用冷链转运至检测单位进行检测，备份管在北京医院 I 期临床试验研究室保存。

单次给药及进食影响临床粪便收集：给药前及给药后 72 h 内粪样。多次给药临床粪便收集：第 1 天给药前，第 7 天给药前、给药后 72 h 内粪样。记录每次收集粪便的时间，粘贴粪便样本标签，置于 −80 ℃ 冰箱保存。粪便样品全部采用冷链转运至检测单位进行检测。

第二节　柚皮苷/柚皮素在人血、尿、粪中的分析方法学研究

临床研究开始前，为准确测定临床试验中的血、尿、粪样品，准确计算药代、排泄参数，应先全面、细致地完成方法学研究，建立精密、稳定、重现的分析方法并通过验证。

【实验材料】

（一）材料

柚皮苷（批号：110722 - 201714）、马尿酸（批号：140738，纯度：99.0%）、野漆树苷（111919 - 201503，纯度：92.3%）、橙皮苷（110721 - 201817，纯度：96.1%），均购自中国食品药品检定研究院；柚皮素（批号：BCBT8724，纯度：97.0%）、对羟基苯丙酸（批号：H52406，纯度：98%）、对羟基苯甲酸（批号：

H20059，纯度：99%）、甲酸（MS 级，批号：94318，纯度：98%），均购自 Sigma-Aldrich 公司；Naringenin-7-Oglucuronide（批号：1200616，纯度：98%）购自上海康标化工有限公司；新北美圣草苷（批号：P26O9S73551，纯度：98.4%）、芹菜素（批号：T04S8F43072，纯度：99.4%）、圣草酚（Y19S9H70757，纯度：99.6%）、5,7-二羟基色原酮（批号：W02M8Z30463，纯度：98.1%），均购自上海源叶生物科技有限公司；柚皮苷-D4（批号：AC-043-055 A1，纯度：97.39%）、柚皮素-D4（批号：AC-043-209 A1，纯度：99.0%），购自 Artis-chem 公司；甲醇（MS 级），购自 Fisher Scientific 公司；乙腈（HPLC 级），购自 Burdick & Jackson 公司；超纯水，用 Milli-Q 过滤机（美国 Millipore 公司）过滤后使用；乙酸（HPLC 级），购自 TEDIA 公司；乙酸乙酯（HPLC 级），购自 ThermoFisher 公司；乙酸铵（AR 级），购自 SCR 公司；水（HPLC 级），购自 DUKSAN 公司；β-葡萄糖醛酸酶，购自 Sigma-Aldrich 公司。

（二）仪器

分析天平（ME5），Sartorius 公司；离心机（型号 5810R），Eppendorf 公司；冰箱（-20 ℃，型号 DW-FL531），中科美菱公司；冰箱（-70 ℃，型号 ULT2586-4-V41），Thermo 公司；冰箱（5 ℃，型号 YC-1），北京德天佑科技发展公司；隔水式恒温培养箱（型号 5510E-MT），上海一恒公司；超声波水浴（型号 5510E-MT），Bransonic 公司；涡旋振荡器（型号 G560E），Scientific Industries Inc 公司。

色谱柱 Xselect HSS T3（2.1 mm×100 mm，5 μm），Waters 公司；色谱柱 Kinetex C_{18}（3.0 mm×100 mm，2.6 μm，100 A），Phenomenex 公司；液相质谱联用仪（Shimadzu Nexera X2 高效液相色谱系统，AB Sciex API 4000 串联四极杆质谱，Analyst 1.6.2 软件）、高分辨液相质谱联用系统（Shimadzu UFLC XR 高效液相色谱系统、自动在线脱气机、二元泵、自动进样器、AB SCIEX Triple TOF 5600 plus 串联四极杆-飞行时间质谱），AB SCIEX 公司。

【实验部分】

（一）方法学研究

柚皮苷是一种天然的黄酮类化合物，在自然界中广泛存在，尽管临床前大鼠与犬血、尿、粪中柚皮苷和柚皮素的测定方法已被报道，但临床人体样品测定的难度远远大于临床前动物样品，原因在于：①临床样本浓度低，是动物样本的几分之一甚至几十分之一；②非药源性干扰大。黄酮类化合物数量众多，在蔬菜、水果中广泛存在，由于伦理学原因，无法使受试者食用不含黄酮的食物。大量结构类似黄酮的食物摄入，在体内产生众多结构类似黄酮代谢物，对样本测定造成很大的基质干扰。本章节的方法学研究就是围绕上述两个难点而展开的。

1. 待测化合物的确定

柚皮苷口服后，在肠中经肠道菌群代谢成柚皮素为主的一系列代谢产物，[108]进入体循环后，以柚皮苷、柚皮素及二者的葡萄糖醛酸结合物为主要存在形式，[30,33,35]且柚皮素在大鼠、犬体内的浓度远大于柚皮苷。[33,35]柚皮素是柚皮苷的活性代谢产物，表现出止咳化痰的药理作用；[110]据报道，黄酮类化合物葡萄糖醛酸结合物是其活性代谢物的前体，[25-26]需在药代研究中用β-葡萄糖醛酸水解酶使其水解成原型，再测定其含量。本研究采取酶水解后，确定柚皮苷及其活性代谢产物柚皮素为待测化合物。

2. 内标物的选择

按照国家新药指导原则的要求，可采用结构类似物或同位素化合物作为内标物（internal standard，IS），以避免样本提取、测定过程中的系统误差，达到准确测定待测物的目的。由于化合物柚皮苷-D4、柚皮素-D4化学合成路线复杂、纯化成本高，在本试验初期曾考虑采用动物临床药代研究中的内标-结构类似物异槲皮苷[36-37]、橙酮。所有供选的内标物结构见图2-1。

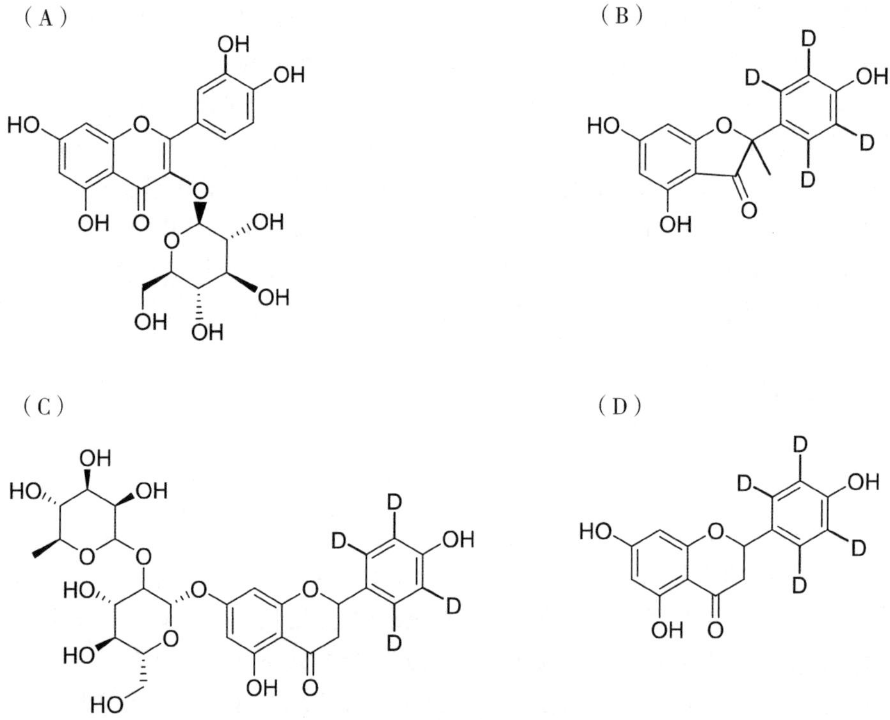

图2-1 供选的内标物结构
（A）异槲皮苷；（B）橙酮；（C）柚皮苷-D4；（D）柚皮素-D4。

测定 8 名志愿者（口服 480 mg 柚皮苷，7 h）的血浆样本，随行配制标准曲线和质控样品，采用以上 4 种供选的内标物，配制混合内标溶液形成分析批（含 50 个样品），第 1 天分析批连续进样 4 次形成第 1 分析批（共 200 个样品），第 2 天分析批进样 1 次形成第 2 分析批（含 50 个样品）；样本中柚皮苷和柚皮素分别以 4 种内标计算，第 1 分析批 4 次测定的血药浓度为初测值，第 2 分析批测定的血药浓度为复测值，用公式（2-1）计算 ISR 值，以考察内标是否满足法规 ISR 要求（大于 67% 样品的 ISR 值在 20% 以内）。[111] 见表 2-1。

$$\text{ISR}(\%) = \frac{(复测值 - 初测值)}{(复测值 + 初测值)/2} \times 100\% \qquad 公式（2-1）$$

表 2-1　不同内标物 ISR 通过率

进样次数	样品编号	ISR 值（%）[a]		
		柚皮素-D4	橙酮	异槲皮苷
第 1 次	1	2.86	33.68[b]	27.32[b]
	2	6.14	24.88[b]	26.52[b]
	3	9.46	28.19[b]	32.51[b]
	4	-10.40	23.20[b]	9.45
	5	14.45	25.85[b]	32.62[b]
	6	-10.36	22.56[b]	23.84[b]
	7	7.12	30.08[b]	36.43[b]
	8	9.75	27.68[b]	22.51[b]
第 2 次	1	9.92	33.33[b]	12.92
	2	5.63	26.12[b]	23.92[b]
	3	2.79	23.32[b]	17.96
	4	1.06	34.16[b]	19.61
	5	13.33	21.06[b]	22.84[b]
	6	-6.82	19.42	21.99[b]
	7	-6.01	23.65[b]	29.61[b]
	8	13.05	25.63[b]	20.12[b]
第 3 次	1	12.89	16.07	12.64
	2	4.73	16.01	11.94
	3	14.73	18.37	17.74
	4	8.18	18.04	5.85
	5	4.14	18.40	10.12
	6	-9.91	6.53	24.75[b]
	7	6.78	13.71	18.21
	8	2.93	14.98	20.96[b]

续上表

进样次数	样品编号	ISR 值（%）[a]		
		柚皮素-D4	橙酮	异槲皮苷
第4次	1	6.79	16.61	5.78
	2	5.98	15.04	-0.95
	3	-7.20	9.31	13.15
	4	-16.22	8.86	-1.64
	5	12.02	9.51	3.47
	6	-3.17	6.27	13.99
	7	-11.84	3.26	14.57
	8	9.34	7.64	6.22
ISR 通过率（%）		100.00	53.10	56.30

[a] 表中数据，由于柚皮苷半衰期约为 4 h，因此 7 h 采集的血样中无法测到柚皮苷；[b] ISR 值 > 20%。

实验结果见表 2-1。从实验结果可以看出：

（1）峰面积绝对值：在第 1 天的分析批中，内标异槲皮苷和橙酮都出现峰面积绝对值 5 倍以上的变化，不能满足要求（分析批中内标峰面积绝对值变化范围标准：50%～180%）。

（2）ISR 通过率：分别以柚皮素-D4、橙酮、异槲皮苷为内标，计算柚皮素血药浓度值、ISR 值、ISR 通过率，发现在同样的系统中，以柚皮素-D4 为内标，ISR 通过率为 100%；以异槲皮苷、橙酮分别为内标，通过率分别仅为 53.1%、56.3%，不符合法规要求。这表明在人体内由于摄入食物多样，ISR 导致基质极为复杂，结构类似物异槲皮苷和橙酮做内标已不能满足测定法规要求。

（3）柚皮苷-D4 考察：由于本次试验 7 h 采集的血样中无法测到柚皮苷，因此在后续 "8. 方法学研究过程中 ISR 的考察" 中重新考察，柚皮苷-D4 结果符合要求。故采用柚皮苷-D4、柚皮素-D4 作为内标物进行测定。

3. 液相条件的优化

由于人摄入食物的多样性，人血浆、尿液、粪便中柚皮苷与柚皮素测定易受柚皮苷代谢物或其他外源性、内源性化合物干扰。为降低样品基质对柚皮苷与柚皮素测定的影响，生物样品测定应分离柚皮苷、柚皮素色谱峰附近的其他色谱峰。

流动相曾比较甲醇-水、乙腈-水、甲醇-水（各含 0.1% 甲酸）、乙腈-水（各含 0.1% 甲酸）、乙腈-水（各含 0.1% 乙酸）等体系，最终乙腈-水（各含 0.1% 乙酸）被确定为最佳体系。

液相梯度在人血浆、尿液和粪便测定中不同，这是因为血浆、尿液、粪便中的干扰来源不同。血浆中的干扰来自血浆蛋白、酶、柚皮苷Ⅰ相代谢物、食物中其他黄酮及代谢物;尿液中的干扰来自食物中其他黄酮及代谢物;粪便中的干扰来自酶、所有食物的残渣、食物中其他黄酮及代谢物。尽管提取方法类似,但由于基质干扰来源不同,血浆中的干扰峰和尿液、粪便中的干扰峰各不相同。

液相色谱柱曾分别比较 Agilent 色谱柱、Phenomen 色谱柱、Waters 色谱柱,发现 Waters 色谱柱分离色谱峰的峰形尖锐,与附近干扰峰分离度好,最终采用 Waters 色谱柱。

柚皮苷、柚皮素在人血浆、尿液、粪便样品中的 LC-MS 见图 2-2。结果表明:柚皮苷、柚皮素在人血浆、尿液、粪便样品中色谱峰峰形尖锐,与附近干扰峰分离度好。

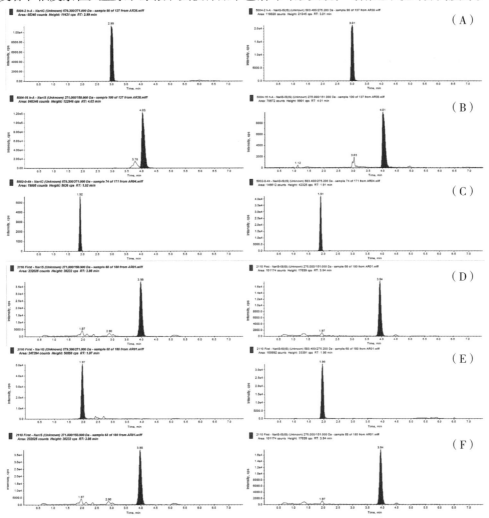

图 2-2 柚皮苷和柚皮素在人血浆、尿液、粪便中的 LC-MS

左侧分图为待测物,右侧分图为同位素内标物;(A)血浆中柚皮苷;(B)血浆中柚皮素;(C)尿液中柚皮苷;(D)尿液中柚皮素;(E)粪便中柚皮苷;(F)粪便中柚皮素。

4. 加入β-葡萄糖醛酸水解酶活度和体积的确定

实验采用先酶解再提取最终测定的方法。文献报道，槲皮素、黄芩素、染料木素、芹菜素等黄酮类化合物，[25-26] 在体内大量被代谢成葡萄糖醛酸结合物进入体循环，这些结合物在作用部位被酶重新水解成活性苷元，发挥药效作用。黄酮类葡萄糖醛酸结合物被认为是黄酮类化合物的活性代谢物的前体，通常采用β-葡萄糖醛酸水解酶水解后测定。

在方法学研究中发现：①加入酶量过少，柚皮苷/柚皮素的葡萄糖醛酸结合物不能充分水解成柚皮苷/柚皮素，影响临床样本测定的真实性；②加入酶量过多，基质效应增强，易使测定结果产生较大波动，导致 ISR 不符合要求。因此，需要确定酶量区间，使临床样本测定满足真实性、规范性的要求。

选择 6 名志愿者（口服 480 mg 柚皮苷）的血浆、尿样、粪便样本，将其血药、尿药、粪药浓度最高点（已超过标准曲线上限）的样本分别加入酶溶液，加入量逐渐增加，孵育、提取、进样。以待测物（analyte）和内标物（IS）的峰面积的比值为纵坐标，加入酶体积（enzyme volume）为横坐标作图（图 2-3）。随着酶的加入量逐渐增加，柚皮苷、柚皮素测得量不再增加，达到平台期；此时柚皮苷、柚皮素

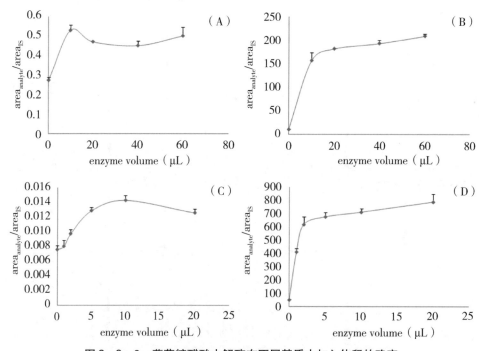

图 2-3 β-葡萄糖醛酸水解酶在不同基质中加入体积的确定

（A）血浆中柚皮苷（酶活度 20 U/μL）；（B）血浆中柚皮素（酶活度 20 U/μL）；（C）尿液中柚皮苷（酶活度 10 U/μL）；（D）尿液中柚皮素（酶活度 10 U/μL）。

的葡萄糖醛酸结合物已被全部水解。当酶加入量达到最佳值（血浆：20 U/μL，20.0 μL。尿液：10 U/μL，10.0 μL。粪便：不需加入酶溶液），可使临床样本测定满足真实性、规范性的要求。

5. 粪便中酶对柚皮苷和柚皮素含量影响的评估

在粪便样品试验中，随着酶加入量的增加，测得的柚皮苷、柚皮素量并无显著增长，表明粪便中不存在柚皮苷和柚皮素的葡萄糖醛酸结合物。分析可能的原因，粪便中的酶已将柚皮苷/柚皮素的葡萄糖醛酸结合物水解为柚皮苷和柚皮素。但粪便中的酶为混合酶体系，从柚皮苷服用后至粪便最终排出，这一过程至少需要12～24 h。粪便在肠道中滞留的过程中，柚皮苷可能代谢成其他代谢物，使粪便中的柚皮苷、柚皮素排泄量按剂量折算较低。该现象研究表明，[106]柚皮苷灌胃给药后，以柚皮苷、柚皮素和对羟基苯丙酸的形式，大鼠尿液和粪便累积排泄率为21%，犬尿液和粪便累积排泄率为60%。在老年大鼠排泄研究中，[33]柚皮苷灌胃给药后，以柚皮苷和柚皮素形式，尿液和粪便累积排泄率仅为19%。

为评估粪便中酶对柚皮苷和柚皮素含量的影响，采用未口服柚皮苷的6名志愿者的空白粪便匀浆上清液等比混合后，进行如下实验：①除制备粪便匀浆液过程中加入9倍的生理盐水外，其余步骤按质控样品的操作步骤进行，制成的质控样品分别在室温、2～8 ℃、-20 ℃、-80 ℃放置过夜，作为稳定性样品（平行3份），以模拟柚皮苷在进入体内肠道粪便后的过程。②按照"溶液的配制"项下制作标准曲线；稳定性样品和标准曲线都按照质控样品和标准曲线的后续处理步骤，加入内标，液-液萃取后，同时进样分析。结果见表2-2。

研究结果表明：①稳定性样品中柚皮苷/柚皮素的量随保存曲线的温度降低而升高，表明粪便中的酶使柚皮苷/柚皮素代谢成其他代谢物，使得粪便中柚皮苷、柚皮素排泄量按剂量折算较低，远远低于柚皮苷真实的排泄值；②类匀浆稀释液采用生理盐水，质控样品精密度和准确度都较差，表明粪便中的酶活性影响质控样品精密度和准确度。因此，在粪便样品处理中，应采用匀浆稀释液（甲醇：生理盐水 =3:1），使粪便中的酶失活，以免在样品处理过程中柚皮苷/柚皮素被酶代谢，影响粪便样品测定的真实性和规范性。

6. 样品提取条件的确定

样品提取，主要考察蛋白沉淀法、液-液萃取法两种提取方法。蛋白沉淀法操作简单、快速，但基质对样品测定影响大；液-液萃取法基质对样品测定影响小，灵敏度高，但操作繁琐，耗时长。

在最初考察回收率及基质效应时，蛋白沉淀法的基质效应可满足方法学要求（《中国药典》（2015年版）第四部9012-生物样品定量分析方法验证指导原则[111]）。但在测定40 mg组临床样本时，ISR通过率不符合法规要求。分析原因，

表 2-2 粪便中酶对柚皮苷和柚皮素粪药浓度测定的影响

编号	项目	柚皮苷 LQC 测得浓度 (ng/mL)	准确度 (%)	柚皮苷 HQC 测得浓度 (ng/mL)	准确度 (%)	柚皮素 LQC 测得浓度 (ng/mL)	准确度 (%)	柚皮素 HQC 测得浓度 (ng/mL)	准确度 (%)
A	1	BQL	—	0.673	0.420	21.50	71.80	1080.00	84.30
	2	BQL	—	0.644	0.403	21.90	73.10	1040.00	81.40
	3	BQL	—	0.555	0.347	18.70	62.20	1060.00	82.80
	平均值	—	—	0.624	0.390	20.70	69.00	1060.00	82.80
	RSD (%)	—	—	9.850	—	8.42	—	1.89	—
B	1	0.471	15.70	62.00	38.80	25.20	83.90	1270.00	99.20
	2	BQL	—	57.40	35.90	22.30	74.30	1150.00	89.50
	3	0.469	15.60	56.70	35.50	23.90	79.70	1160.00	90.90
	平均值	0.470	15.70	58.70	36.70	23.80	79.30	1193.00	93.20
	RSD (%)	0.301	—	4.91	—	6.10	—	5.58	—
C	1	2.09	69.70	119.00	74.40	28.00	93.20	1120.00	87.20
	2	1.69	56.30	137.00	85.80	22.80	75.90	1290.00	101.00
	3	1.74	58.10	132.00	82.50	22.80	75.90	1250.00	97.90
	平均值	1.84	61.40	129.00	80.90	24.50	81.70	1220.00	95.40
	RSD (%)	11.80	—	7.18	—	12.24	—	7.29	—
D	1	1.83	60.90	131.00	82.10	24.40	81.40	1200.00	93.70
	2	1.80	60.10	112.00	69.80	23.30	77.60	1060.00	83.20
	3	3.31	110.00	124.00	77.40	41.60	139.00	1150.00	89.70
	平均值	2.31	77.00	122.00	76.40	29.80	99.30	1137.00	88.90
	RSD (%)	37.30	—	7.85	—	34.48	—	6.24	—

表中：BQL 为低于定量限，"—" 为该值不存在。编号 A 表示 "室温，20 h"；编号 B 表示 "2~8 ℃，20 h"；编号 C 表示 "-20 ℃，20 h"；编号 D 表示 "-80 ℃，20 h"。

前期试验采用外国人空白血浆,而临床研究样本来自中国人,由于饮食习惯不同使血浆中基质干扰不同。见表2-2。重新采集中国志愿者空白血浆,分别重复蛋白沉淀法和液-液萃取法基质效应试验,蛋白沉淀法结果见表2-3。

表2-3 柚皮苷/柚皮素在中国人血浆中的基质效应(蛋白沉淀法)

柚皮苷/柚皮素	空白血浆批号	LQC			HQC		
		待测物面积比[a]	内标面积比[a]	内标归一化基质因子[b]	待测物面积比[a]	内标面积比[a]	内标归一化基质因子[b]
柚皮苷	RENHPHS18001	0.604	0.378	1.33	1.31	1.21	1.08
	RENHPHS18002	0.596	0.385	1.25	1.04	0.938	1.12
	RENHPHS18003	0.453	0.274	1.33	1.14	1.01	1.12
	RENHPHS18004	0.506	0.298	1.45	0.922	0.894	1.03
	RENHPHS18005	0.367	0.234	1.30	0.903	0.883	1.03
	RENHPHS18006	0.370	0.227	1.31	0.928	0.886	1.05
	RENHPHS18007	0.440	0.302	1.18	0.981	0.955	1.03
	RENHPHS18008	0.380	0.225	1.36	0.997	0.974	1.02
	RENHPHS18009	0.440	0.294	1.21	0.948	0.642	1.02
	总RSD(%)	12.00	RSD(%)	6.25		RSD(%)	3.88
柚皮素	RENHPHS18001	0.497	0.716	0.691	1.27	1.34	0.941
	RENHPHS18002	0.450	0.654	0.688	1.04	1.14	0.915
	RENHPHS18003	0.316	0.460	0.682	1.04	1.13	0.919
	RENHPHS18004	0.298	0.400	0.741	0.941	0.990	0.947
	RENHPHS18005	0.327	0.388	0.853	0.886	0.994	0.887
	RENHPHS18006	0.348	0.430	0.806	0.943	0.994	0.946
	RENHPHS18007	0.378	0.449	0.839	0.968	0.985	0.982
	RENHPHS18008	0.345	0.425	0.810	1.02	1.02	1.00
	RENHPHS18009	0.381	0.464	0.816	0.999	1.01	0.982
	总RSD(%)	12.30	RSD(%)	8.98		RSD(%)	3.86

表中:[a]面积比=血浆中面积/纯溶剂中面积;[b]内标归一化基质因子=待测物面积比/内标面积比。

结果表明:①采用蛋白沉淀法,中国人不同个体内标归一化基质因子最大值和最小值之间的差异大于20%,部分个体基质效应超过85%至115%,表明需要优化蛋白沉淀法才能保证样品测定和ISR通过;②采用液-液萃取法测定外国人、中国人不同个体差异均小于20%。

实验曾采用蛋白沉淀后稀释的方法考察基质效应，选择基质效应差的基质（编号 RENHPHS18007、RENHPHS18008、RENHPHS18009），使用蛋白沉淀法后，稀释4倍进样测定，计算基质效应。发现对于低浓度点，柚皮苷基质因子分别由1.18、1.36、1.21升至1.07、1.03、1.03，柚皮素基质因子分别由0.839、0.810、0.816升至1.01、1.00、0.991。

综合比较蛋白沉淀后稀释法和液-液萃取法，结果如下：①蛋白沉淀法至少需稀释4倍才行，且 API4000 液相质谱系统需更换为更灵敏的 API5500 液相质谱系统。更灵敏的系统可能在实际测定临床样本（样本数>2000）更容易被污染；同时临床样本量增大，稀释4倍后的基质因子不一定符合要求。②液-液萃取法操作较为繁琐，但基质因子符合法规要求，且样本中基质干扰少，在测定大量临床样本（样本数>2000）时具有明显优势。

最终确定提取方法采用液-液萃取法，且随行标准曲线和质控样本的配制采用中国人的空白血浆，使标准曲线、质控样本和临床样本尽可能接近，以确保临床样本测定的真实性、规范性。

7. 食物对样本测定干扰的排除

柚皮苷是一种黄酮类化合物，广泛存在于多种柑橘和葡萄类水果、蔬菜和药用植物中。由于柚皮苷在体内代谢过程复杂，活性代谢物众多，血药浓度低，受饮食干扰影响大，增加了柚皮苷/柚皮素生物样本检测的难度。与大鼠、犬相比，人由于需要摄入大量的蔬菜、水果，饮食控制难度更大。

为了排除食物对柚皮苷/柚皮素测定的干扰，经文献分析与实验研究，临床方案加入以下要求。

（1）饮食要求：在给药前3天至试验完成，不能食用含有柚皮苷、柚皮素的食物（如葡萄柚、橙、橘、西柚等）；不能进食含柚皮苷、柚皮素的药品或相关产品（如化橘红、香橼、枳壳、枳实、骨碎补、青皮、陈皮等相关药品和产品）；不能进食含添加剂、甜味剂的产品（如饮料、糖果等零食）；不能进食减肥产品；不能进食大豆、生姜、甘菊、苹果、葡萄等对黄酮类化合物测定可能有影响的食物；不能食用西红柿、十字花科蔬菜如卷心菜、芥兰、菜花、西兰花等食物。

（2）空白血浆测定要求：受试者给药前3天至给药前半天在医院外活动，为遵守饮食要求，受试者应提前1天入住Ⅰ期临床试验病房，除统一进食早餐、午餐和晚餐外，按临床方案要求采集空白血浆并测定，受试者体内柚皮苷和柚皮素的血药浓度低于方法学的最低定量限，方可入组。

经过严格控制，排除食物对测定柚皮苷和柚皮素的干扰。

8. 方法学研究过程中 ISR 的考察

由于最初蛋白沉淀法测定 40 mg 组临床样本时 ISR 通过率不符合法规要求，因此重新进行方法学研究,包括优化液相条件、确定 β - 葡萄糖醛酸水解酶的活度和体积、优化样本提取方法、考察内标物、排除食物干扰。完成方法学研究后,选择 6 名志愿者(口服 480 mg 柚皮苷)的血浆、尿样、粪便样本进行 ISR 的考察,ISR 结果符合法规要求,表明研究方法重现、稳定、可信,已排除非药源性干扰对测定的影响。至此,开始进行后续方法学验证试验。

(二)人血浆、尿液、粪便中柚皮苷/柚皮素测定方法学验证

根据《中国药典》(2015 年版)第四部 9012 - 生物样品定量分析方法验证指导原则,[111]对方法学进行验证。

1. 溶液的配制

(1)标准品稀释溶液:50% 乙腈水溶液。

(2)β - 葡萄糖醛酸酶溶液:精密称取适量 β - 葡萄糖醛酸酶,加入适量的 0.2 mol/L 乙酸缓冲溶液(0.2 mol/L 乙酸水溶液:0.2 mol/L 乙酸铵水溶液 = 15:35,V/V),现用现配(血浆 20 U/μL,尿液 10 U/μL)。

(3)标准品储备液:精密称取适量的标准品,用移液器精密移入稀释溶液,配制于棕色玻璃瓶中,置于 -20 ℃冰箱保存。配制方法见表 2 -4。

表 2 -4 血浆、尿液、粪便方法学中标准品储备液的配制

生物基质	加入标准品		加入标准品稀释溶液体积(mL)[b]	标准品储备液		用于何种溶液配制
	名称	重量(mg)[a]		名称	终浓度(μg/mL)	
血浆	柚皮苷	1.00	10.0	WGP1	100	标准品工作溶液
	柚皮苷	1.00	10.0	WGP2	100	质控样品制备溶液
	柚皮素	1.00	10.0	WSP1	100	标准品工作溶液
	柚皮素	1.00	10.0	WSP2	100	质控样品制备溶液
尿液	柚皮苷	2.50	5.00	WGU1	500	标准品工作溶液
	柚皮苷	2.50	5.00	WGU2	500	质控样品制备溶液
	柚皮素	20.0	5.00	WSU1	4000	标准品工作溶液
	柚皮素	20.0	5.00	WSU2	4000	质控样品制备溶液
粪便	柚皮苷	2.50	5.00	WGF1	500	标准品工作溶液
	柚皮苷	2.50	5.00	WGF2	500	质控样品制备溶液
	柚皮素	20.0	5.00	WSF1	4000	标准品工作溶液
	柚皮素	20.0	5.00	WSF2	4000	质控样品制备溶液

[a]为按照百分含量折算后的重量,允许相对误差范围为 ±10%;[b]可根据标准品实际重量进行调整,使标准品储备液最终浓度为表中数值。

（4）标准品工作溶液：用移液器精密移入各溶液，配制于棕色玻璃瓶中，置于5 ℃冰箱保存。配制方法见表2-5。

表2-5 血浆、尿液、粪便方法学中标准品工作溶液的配制

生物基质	加入溶液名称和体积（mL）		加入标准品稀释溶液体积（mL）	标准品工作溶液	
	柚皮苷	柚皮素		名称	柚皮苷/柚皮素浓度（μg/mL）
血浆	WGP1, 0.400	WSP1, 0.400	9.20	WP9	4.00/4.00
	WGP1, 0.200	WSP1, 0.300	9.50	WP8	2.00/3.00
	WGP1, 0.100	WSP1, 0.200	9.70	WP7	1.00/2.00
	WGP1, 0.060	WSP1, 0.240	14.70	WP6	0.400/1.600
	WP6, 4.00		4.00	WP5	0.200/0.800
	WP6, 3.00		9.00	WP4	0.100/0.400
	WP6, 1.00		9.00	WP3	0.040/0.160
	WP5, 1.00		9.00	WP2	0.020/0.080
	WP4, 1.00		9.00	WP1	0.010/0.040
尿液	WGU1, 0.800	WSU1, 0.800	8.40	WU9	40.0/320
	WGU1, 0.480	WSU1, 0.600	8.92	WU8	24.0/240
	WGU1, 0.320	WSU1, 0.400	9.28	WU7	16.0/160
	WGU1, 0.200	WSU1, 0.250	9.55	WU6	10.0/100
	WU8, 2.00		7.60	WU5	5.00/50.0
	WU8, 1.00		9.00	WU4	2.40/24.0
	WU6, 1.00		9.00	WU3	1.00/10.0
	WU5, 1.00		9.00	WU2	0.500/5.0
	WU3, 1.00		8.00	WU1	0.200/2.0
粪便	WGF1, 0.200	WSF1, 0.250	9.55	Int	10.0/100
	WGF1, 0.080	WSF1, 0.080	9.84	WF9	4.00/32.0
	Int, 2.40		7.60	WF8	2.40/24.0
	Int, 1.60		8.40	WF7	1.60/16.0
	Int, 1.00		9.00	WF6	1.00/10.0
	Int, 0.500		9.50	WF5	0.500/5.00
	WF8, 1.00		9.00	WF4	0.240/2.40
	WF6, 1.00		9.00	WF3	0.100/1.0
	WF5, 1.00		9.00	WF2	0.0500/0.500
	WF3, 2.00		8.00	WF1	0.0200/0.200

（5）质控样品制备溶液：用移液器精密移入各溶液，配制于棕色玻璃瓶中，置于 5 ℃ 冰箱保存。配制方法见表 2-6。

表 2-6　血浆、尿液、粪便方法学中质控样品制备溶液的配制

生物基质	加入溶液名称和体积（mL）		加入标准品稀释溶液体积（mL）	质控样品制备溶液	
	柚皮苷	柚皮素		名称	柚皮苷/柚皮素浓度（μg/mL）
血浆	WGP2, 0.400	WSP2, 0.400	9.20	CP3	4.00/4.00
	CP3, 2.25		7.75	CP2	0.900/0.900
	WGP2, 0.060	WSP2, 0.240	14.70	Int CP1	0.400/1.60
	Int CP1, 0.750		9.25	CP1	0.030/0.120
尿液	WGU2, 0.800	WSU2, 0.800	8.40	CU3	40.0/320
	WGU2, 0.240	WSU2, 0.300	9.46	CU2	12.0/120
	CU2, 0.500		9.50	CU1	0.600/6.00
粪便	WGF2, 0.0800	WSF2, 0.0800	9.84	CF3	4.00/32.0
	WGF2, 0.200	WSF2, 0.250	9.55	Int CF2	10.0/100
	Int CF2, 1.20		8.80	CF2	1.20/12.0
	CF2, 0.500		9.50	CF1	0.0600/0.600

（6）内标储备液：精密称取适量的内标标准品，用移液器精密移入稀释溶液，配制于棕色玻璃瓶中，置于 -20 ℃ 冰箱保存。配制方法见表 2-7。

表 2-7　血浆、尿液、粪便内标储备液的配制

生物基质	加入标准品		加入标准品稀释溶液体积（mL）[b]	内标储备液终浓度（μg/mL）
	名称	重量（mg）[a]		
血浆	柚皮苷-D_4	1.00	10.0	100
	柚皮素-D_4	1.00	12.5	80
尿液	柚皮苷-D_4	1.00	10.0	100
	柚皮素-D_4	1.00	12.5	80
粪便	柚皮苷-D_4	1.00	10.3	100
	柚皮素-D_4	1.00	12.5	80

[a] 为按照百分含量折算后的重量，允许相对误差范围为 ±10%；[b] 可根据标准品实际重量进行调整，使内标储备液终浓度为表中数值。

（7）血浆、尿液、粪便内标工作溶液：用移液器精密移入各溶液，配制于棕色玻璃瓶中，置于 5 ℃ 冰箱保存。配制方法见表 2-8。

表2-8 血浆、尿液、粪便内标工作溶液的配制

生物基质	加入内标储备液名称和体积（μL）		加入标准品稀释溶液体积（mL）	内标工作溶液浓度（ng/mL）
	柚皮苷-D_4	柚皮素-D_4		柚皮苷-D_4/柚皮素-D_4
血浆	60.0	20.0	9.92	600/160
尿液	1000	750	8.25	10000/6000
粪便	100	75.0	9.825	1000/600

（8）血浆、尿液、粪便标准曲线样品：用移液器精密移取各溶液，现配现用。配制方法见表2-9。

表2-9 血浆、尿液、粪便方法学中标准曲线的配制

生物基质	加入溶液名称和体积（μL）		标准曲线浓度（ng/mL）	
	标准品工作溶液	空白基质[a]	名称	柚皮苷/柚皮素
血浆	WP1, 10.0	200	STD-P 1	0.500/2.00
	WP2, 10.0	200	STD-P 2	1.00/4.00
	WP3, 10.0	200	STD-P 3	2.00/8.00
	WP4, 10.0	200	STD-P 4	5.00/20.0
	WP5, 10.0	200	STD-P 5	10.0/40.0
	WP6, 10.0	200	STD-P 6	20.0/80.0
	WP7, 10.0	200	STD-P 7	50.0/100
	WP8, 10.0	200	STD-P 8	100/150
	WP9, 10.0	200	STD-P 9	200/200
尿液	WU1, 10.0	200	STD-U 1	10.0/100
	WU2, 10.0	200	STD-U 2	25.0/250
	WU3, 10.0	200	STD-U 3	50.0/500
	WU4, 10.0	200	STD-U 4	120/1200
	WU5, 10.0	200	STD-U 5	250/2500
	WU6, 10.0	200	STD-U 6	500/5000
	WU7, 10.0	200	STD-U 7	800/8000
	WU8, 10.0	200	STD-U 8	1200/12000
	WU9, 10.0	200	STD-U 9	2000/16000

续上表

生物基质	加入溶液名称和体积（μL）		标准曲线浓度（ng/mL）	
	标准品工作溶液	空白基质[a]	名称	柚皮苷/柚皮素
粪便	WF1, 10.0	200	STD-F 1	1.00/10.0
	WF2, 10.0	200	STD-F 2	2.50/25.0
	WF3, 10.0	200	STD-F 3	5.00/50.0
	WF4, 10.0	200	STD-F 4	12.0/120
	WF5, 10.0	200	STD-F 5	25.0/250
	WF6, 10.0	200	STD-F 6	50.0/500
	WF7, 10.0	200	STD-F 7	80.0/800
	WF8, 10.0	200	STD-F 8	120/1200
	WF9, 10.0	200	STD-F 9	200/1600

[a]空白基质：在人血浆方法学中为空白血浆，在人尿液方法学中为空白尿液，在人粪便方法学中为粪便匀浆液。

（9）血浆、尿液、粪便质控样品：用移液器精密移入各溶液，配制后，置于 -20 ℃和 -80 ℃冰箱保存。配制方法见表2-10。

表2-10 血浆、尿液、粪便方法学中质控样品的配制

生物基质	加入溶液名称和体积（mL）			质控样品名称和浓度（μg/mL）	
	柚皮苷	柚皮素	空白基质[a]	名称	柚皮苷/柚皮素
血浆	WGP2, 0.100	WSP2, 0.100	9.80	超限质控样品（DQC-P）	1.00/1.00
	CP3, 0.400		9.60	高浓度质控样品（HQC-P）	0.160/0.160
	CP2, 0.500		9.50	中浓度质控样品（MQC-P）	0.0450/0.0450
	CP1, 0.500		9.50	低浓度质控样品（LQC-P）	0.00150/0.006000
	CP1, 0.200		11.80	定量下限质控样品（LLOQ-P）	0.000500/0.00200
尿液	WGU2, 0.250	WSU2, 0.250	9.50	超限质控样品（DQC-U）	12.5/100
	CU3, 0.400		9.65	高浓度质控样品（HQC-U）	1.60/12.8
	CU2, 0.500		9.50	中浓度质控样品（MQC-U）	0.600/6.00
	CU1, 0.500		9.50	低浓度质控样品（LQC-U）	0.0300/0.300
	CU1, 0.200		11.80	定量下限质控样品（LLOQ-U）	0.0100/0.100

续上表

生物基质	加入溶液名称和体积（mL）			质控样品名称和浓度（μg/mL）	
	柚皮苷	柚皮素	空白基质[a]	名称	柚皮苷/柚皮素
粪便	WGF2, 0.0250	WSF2, 0.0250	9.95	超限质控样品（DQC-F）	1.25/10.0
	CF3, 0.400		9.60	高浓度质控样品（HQC-F）	0.160/1.28
	CF2, 0.500		9.50	中浓度质控样品（MQC-F）	0.0600/0.600
	CF1, 0.500		9.50	低浓度质控样品（LQC-F）	0.00300/0.0300
	CF1, 0.200		11.80	定量下限质控样品（LLOQ-F）	0.00100/0.0100

[a]空白基质：在人血方法学中为空白血浆，在人尿方法学中为空白尿液，在人粪方法学中为粪便匀浆液。

2. 样品处理方法

粪便匀浆上清液制备：称量粪便样品，加入9倍质量体积的匀浆稀释液（甲醇：生理盐水=3∶1），待粪便样品彻底融化，用匀浆器进行粪便样品匀浆（18000 r/min, 15 min），量取匀浆液体积按公式（2-2）计算粪便样品匀浆液密度（单位：g/mL）。取10.0 mL粪便样品匀浆液离心（9000 r/min, 4 ℃, 10 min），取粪便匀浆上清液，置于-80 ℃冰箱保存。

$$粪便样品匀浆液密度 = \frac{粪便重量 + 匀浆稀释液体积 \times 匀浆稀释液密度 - 瓶重}{匀浆液体积}$$

公式（2-2）

血浆、尿液、粪便匀浆上清液样品从冰箱取出后，置于室温融化，在涡旋器上涡旋20 s后用移液器移取样品。

标准曲线样品和质控样品制备见表2-9、表2-10（每个分析批包括两个溶剂空白样品，两个基质空白对照样品和两个对照零点空白样品）。用移液器精密移取每份样品200 μL至标记的16 mm × 100 mm玻璃小管中（如样品需稀释，取部分样品加入小管，用空白基质稀释至合适浓度），加入β-葡萄糖醛酸酶溶液（血浆：20 U/μL, 20.0 μL；尿液10 U/μL, 10.0 μL；粪便：不需加入酶溶液），混匀，在培养箱中37 ℃温育2 h后，精密移取10.0 μL内标工作溶液至标准曲线样品、质控样品、待测样品和对照零点空白样品。用移液器精密移取标准品稀释溶液加入待测样品、对照零点空白样品、溶剂空白。各种类型样品溶液的加入体积见表2-11。

表2-11　各种类型样品的配制

各类型样品	空白基质（μL）	内标工作溶液（μL）	标准品稀释溶液（μL）
标准曲线	200	10.0	0.00
质控样品	200	10.0	0.00
未知样品	200	10.0	10.0
对照零点空白	200	10.0	10.0
溶剂空白	0	0.00	220.0
血浆、尿液、粪便空白	200	0.00	20.0

血浆样品：每管加入3.00 mL乙酸乙酯，涡旋混合1 min，离心（3900 r/min，4 ℃，10 min），用移液器快速吸取上层有机层液体2.50 mL，转移至干净、标记好的13 mm×100 mm玻璃管中。用氮吹仪在37 ℃挥干有机层，加入标准品稀释溶液200 μL，涡旋混合至少1 min，离心（13000 r/min，4 ℃，5 min），移取上清液，进样。

尿液样品：每管加入3.00 mL乙酸乙酯，涡旋混合2 min，离心（3900 r/min，4 ℃，10 min），置于-80 ℃冰箱，水层冷冻后，将上层有机液倒入干净、标记好的13 mm×100 mm玻璃管中。用氮吹仪在40 ℃挥干有机层后，加入标准品稀释溶液1000 μL，涡旋混合5 min，离心（13000 r/min，4 ℃，3 min），移取上清液，进样。

粪便样品：每管加入10.0 μL乙酸缓冲液和3.00 mL乙酸乙酯，涡旋混合2 min，离心（3900 r/min，4 ℃，10 min），置于-80 ℃冰箱，水层冷冻后，将上层有机液倒入干净、标记好的13 mm×100 mm玻璃管中。用氮吹仪在40 ℃挥干有机层，加入标准品稀释溶液300 μL，涡旋混合5 min，离心（13000 r/min，4 ℃，5 min），移取上清液，进样。

3. 样品分析及数据处理

色谱柱：Waters，Xselect HSS T3，2.1 mm×100 mm，5 μm；保护柱：Waters，XBridge C_{18}，4.6 mm×20 mm，5 μm；高效液相色谱（Shimadzu Nexera X2）串联四极杆质谱（AB Sciex API 4000）系统。流动相A为0.1%乙酸的水溶液，流动相B为0.1%乙酸的乙腈溶液，流速：0.4 mL/min，进样体积10 μL，洗脱梯度见表2-12、表2-13，各化合物的质谱条件见表2-14。

每个分析批进样前先经系统适用性试验，符合条件要求后方可进样，系统适用性试验条件见表2-15、表2-16。

采用Analyst 1.6.2软件（AB Sciex, Foster City, CA）计算峰面积，通过Analyst将待测物与相应内标峰面积比值分别与待测物的浓度拟合成线性方程（权重为$1/x^2$），得到标准曲线方程，用于计算样品中柚皮苷与柚皮素的浓度。所有浓度值均保留 3 位有效数字，浓度单位为 ng/mL。采用 Microsoft Excel 软件（2016 版）计算得到的平均值、标准差（SD）、相对标准偏差（RSD），均保留 3 位有效数字。

表 2-12　人血浆中的液相梯度条件

时间（min）	流动相 A（%）	流动相 B（%）
0.50	90	10
1.50	60	40
3.50	40	60
4.50	10	90
5.50	10	90
6.00	90	10
7.50	90	10

表 2-13　尿液、粪便中的液相梯度条件

时间（min）	流动相 A（%）	流动相 B（%）
0.00	80	20
0.20	80	20
2.00	64	36
4.40	63	37
4.50	0	100
5.50	0	100
5.60	90	10
5.90	90	10
6.00	35	65
6.20	35	65
6.30	80	20
7.50	80	20

表 2-14　质谱条件

化合物	离子对质荷比（m/z）	去簇电压（V）	入口电压（V）	碰撞能量（V）	出口电压（V）
柚皮苷	579.3 → 271.0	-110	-9	-48	-8
柚皮素	271.0 → 150.9	-91	-9	-25	-7
柚皮苷-D_4	583.4 → 275.2	-100	-8	-45	-8
柚皮素-D_4	275.0 → 151.0	-90	-8	-30	-6

续上表

离子化模式	负离子		
气帘气 CUR	20	雾化气 GS1	30
碰撞气 CAD	8	辅助气 GS2	60
雾化温度（℃）	500	喷雾电压 IS（V）	-4500

表 2-15　血浆中系统适用性试验条件

化合物	保留时间（min，均值 ± SD）
柚皮苷	3.01 ± 0.40
柚皮素	4.06 ± 0.40
柚皮苷 - D_4	3.01 ± 0.40
柚皮素 - D_4	4.06 ± 0.40

表 2-16　尿液、粪便中系统适用性试验条件

化合物	保留时间（min，均值 ± SD）
柚皮苷	1.91 ± 0.40
柚皮素	3.83 ± 0.40
柚皮苷 - D_4	1.91 ± 0.40
柚皮素 - D_4	3.79 ± 0.40

4. 人血、尿、粪方法学验证内容及接受标准

方法学接受标准应符合《中国药典》（2015 年版）第四部 9012 - 生物样品定量分析方法验证指导原则[111]的要求。

（1）分析批。每个分析批包括两份空白溶剂样品、两份空白基质样品、两份对照零点空白、两条标准曲线以及 4 个浓度水平质控样品（高、中、低和定量下限 4 个浓度，平行 6 份）。

按标准曲线计算的浓度与标示值（理论浓度）的偏差应在 ±15.0% 以内（定量下限在 ±20.0% 以内），且标准曲线中至少 75% 校正标样，含最少 6 个有效浓度符合标准；标准曲线拟合 $R^2 \geq 0.99$；质控样品的浓度与标示值的偏差应在 ±15.0% 以内（定量下限质控样品在 ±20.0% 以内），且每一浓度至少有 2/3 的样品符合这一标准。

（2）批间、批内准确度和精密度。两天至少进行 3 个独立的分析批。全部可接受分析批的质控样品用于计算批间准确度和精密度，其中一批用于计算批内准确度和精密度。

每个浓度质控样品批内和批间平均值与标示值的偏差应在±15.0%以内（定量下限在±20.0%以内），批内和批间变异系数应在15.0%以内（定量下限在20.0%以内）。所有分析批中应至少75%分析批符合批内准确度与精密度的接受标准。

（3）回收率。测定回收率的分析批中包括：由空白基质提取后复溶3个浓度纯溶液的样品［纯溶液的浓度分别与质控样品3个浓度（低、中、高）的理论浓度相对应］和相对应浓度的纯溶液样品和3个浓度（低、中、高）质控样品，每个浓度平行6份样品。将分析批中质控样品的峰面积除以相应浓度加有基质提取后的纯溶液峰面积平均值来计算回收率，并计算各浓度回收率均值、SD和变异系数RSD，及总体回收率和总体变异系数。各浓度回收率的总体变异系数应在20.0%以内。

（4）选择性（特异性）。采用至少6批来自不同人种、不同供体的空白基质，每个批号制作一个空白基质样本用于考察方法的特异性。

在柚皮苷与柚皮素色谱峰的保留时间处，至少80%的空白基质中测得的干扰峰峰面积应低于可接受定量下限浓度峰面积的20.0%；在柚皮苷-D_4与柚皮素-D_4出峰的保留时间处，干扰峰峰面积应低于可接受标准曲线中最小内标峰面积的5.0%。

（5）基质效应。至少6批来自不同受试者的空白基质进行基质效应的考察，平行3份。测定基质效应的分析批中包括由空白基质提取后复溶3个浓度纯溶液的样品［这些纯溶液的浓度分别与质控样品的3个浓度（低、中、高）的理论浓度相对应］和相对应浓度的纯溶液样品。

按照公式（2-3）计算得出内标归一化基质因子，总体变异系数应在15.0%以内。

$$\text{内标归一化基质因子} = \frac{(\text{空白基质提取后加入分析物峰面积}/\text{纯溶液分析物峰面积})}{(\text{空白基质提取后加入内标峰面积}/\text{纯溶液内标峰面积})}$$

公式（2-3）

（6）稀释可靠性。6份超限质控样品，按照表2-10方法配制，用空白基质分别单次稀释至10倍；用空白基质分别逐级稀释至100倍。

稀释质控样品浓度平均值与标示值的偏差应在±15.0%以内，变异系数应在15.0%以内。

（7）液相进样残留效应。定量上限样品（按照表2-10方法配制）及空白基质样品，平行6份验证可能存在的残留效应。每个定量上限样品后紧随一个残留效应样品（空白基质样品）进行分析。

6份残留效应样品中至少4份在柚皮苷与柚皮素保留时间处峰面积应小于定量下限最低峰面积的20.0%，内标应小于校正标样最小内标峰面积的5.0%。

（8）分析批长度。溶剂空白样品、基质空白样品、对照零点空白、标准曲线、质控样品以及伴随着足够的基质空白样品分析，使分析批的长度达到约180个样品。标准曲线及质控样品应分布在整个分析批。

（9）重新进样的稳定性（进样器温度下，72 h）。最长分析批样品进样完成后，该批中所有样品置于进样器条件下（15 ℃）保存约 72 h 后，再次进样。

各浓度均值与标示值的偏差应在 ±15.0% 以内。

（10）处理后样品放置稳定性（进样器温度下，72 h）。一个分析批中的低浓度和高浓度质控样品分析为可接受后，置于自动进样器（15 ℃）大约 72 h，与一个新的分析批一同进样分析。

各浓度均值与标示值的偏差应在 ±15.0% 以内。

（11）样品的冻/融稳定性（4 次，-80 ℃ 冷冻室温融化）。低浓度和高浓度质控样品，平行 3 份，于 -80 ℃ 冷冻后，再经室温融化，至少 4 个循环后用于分析。

各浓度均值与标示值的偏差应在 ±15.0% 以内。

（12）样品短期储存稳定性（室温 24 h）。低浓度和高浓度质控样品，平行 3 份，于室温放置约 24 h 后用于样品处理并分析。

各浓度均值与标示值的偏差应在 ±15.0% 以内。

（13）样品长期储存稳定性（-20 ℃ 及 -80 ℃ 冷冻）。低浓度和高浓度质控样品，平行 3 份，冻存于 -20 ℃ 和 -80 ℃ 冰箱中约 1 个月和 12 个月后用于分析。

各浓度均值与标示值的偏差应在 ±15.0% 以内。

（14）全血稳定性（30 min，1 h）及粪便匀浆液离心影响稳定性。全血的来源为中国志愿者，考察柚皮苷与柚皮素从采血到等待离心时的稳定性。全血样品在 37 ℃ 孵育约 15 min 后，加入质控样品制备溶液制成中浓度质控样品，颠倒 8~10 次混匀后，将其置于 37 ℃ 恒温培养箱中孵育平衡约 15 min，孵育后，将样品分为 5 份。2 份置于冰浴中，2 份置于室温。剩余 1 份样品离心（3000 r/min，4 ℃，10 min），制备成血浆并冷冻储存直至分析，为 $Time_0$ 样品。约 30 min 和 1 h 后，每种储存条件下各取一份离心（3000 r/min，4 ℃，10 min），制成血浆并冷冻储存直至分析。每份血浆各取 3 份用于分析。各温度下不同时间点的平均值与 $Time_0$ 样品平均值的偏差应在 ±15.0% 以内。

粪便的来源为中国志愿者，考察粪便匀浆液离心过程中柚皮苷、柚皮素在匀浆液中的稳定性。分别制备柚皮苷和柚皮素高、低质控浓度样本，基质使用离心前的空白人粪便匀浆液，取 10.0 mL 至离心管离心（9000 r/min，4 ℃，10 min），上清液按样本处理，测得样品在各浓度均值与标示值的偏差应在 ±15.0% 以内。

（15）标准品和内标储备液长期稳定性（-20 ℃，1 个月）。移取少量标准品和内标储备液，分别于 -20 ℃ 条件下冻存 1 个月。

冻存后、冷藏后的溶液与新制备的溶液进行比较，待测物的峰面积均值之间的差异应在 5.0% 以内，内标的峰面积均值之间的差异应在 10.0% 以内。

（16）标准品溶液和内标溶液短期稳定性（室温 24 h）。分别吸取少量标准品储备液、最高浓度及低浓度工作溶液各两份，其中一份室温放置约 24 h，另一份标

准品储备液 -20 ℃ 冻存、最高浓度及最低浓度工作溶液 5 ℃ 冷藏；分别吸取少量内标储备液、内标工作溶液各两份，其中一份置于室温，另一份内标储备液 -20 ℃ 保存、内标工作溶液 5 ℃ 保存，放置约 24 h。

冻存后、冷藏后的溶液与新制备的溶液进行比较，待测物的峰面积均值之间的差异应在 5.0% 以内，内标的峰面积均值之间的差异应在 10.0% 以内。

（17）耐用性（不同人员、不同仪器）。在两台不同的仪器上处理独立的分析批，每个分析批中各浓度水平的质控样品将用于计算批内、批间准确度和精密度。

平均值与标示值的偏差应在 ±15.0% 以内（定量下限在 ±20.0% 以内），变异系数应在 15.0% 以内（定量下限在 20.0% 以内）。

（18）化合物及内标之间的干扰。制备分别加入柚皮苷和柚皮素且不加内标的定量上限样品，加入内标柚皮苷 - D_4 和柚皮素 - D_4 工作溶液且不加入化合物的样品。

在不加内标物的定量上限样品中，内标物保留时间处峰面积应小于相应的仅加入内标样品中内标峰面积的 5.0%；在另一化合物保留时间处峰面积应小于其最低定量下限样品峰面积的 20.0%；在仅加入内标工作溶液样品中化合物保留时间处峰面积应小于相应化合物定量下限最低峰面积的 20.0%。

【实验结果】

（一）方法学验证结果

1. 标准曲线

方法学中所有标准曲线汇总于表 2-17 至表 2-19。结果表明：该方法线性范围：血浆中柚皮苷 0.50～200 ng/mL，柚皮素 2.00～200 ng/mL；尿液中柚皮苷 10.00～2000 ng/mL，柚皮素 100～16000 ng/mL；粪便中柚皮苷 1.00～200 ng/mL，柚皮素 10.00～1600 ng/mL。

血浆中柚皮苷共 16 条标准曲线中有 16 条符合要求，柚皮素共 16 条标准曲线中有 14 条符合要求；柚皮苷共 8 个分析批中有 8 批 $R^2 \geq 0.99$；柚皮素共 8 个分析批中有 7 批 $R^2 \geq 0.99$；尿液中柚皮苷共 14 条标准曲线中有 12 条符合要求，柚皮素共 14 条标准曲线中有 14 条符合这一标准；柚皮苷共 7 个分析批中有 6 批 $R^2 \geq 0.99$；柚皮素共 7 个分析批中有 7 批 $R^2 \geq 0.99$；粪便中柚皮苷共 12 条标准曲线中有 12 条符合这一标准，柚皮素共 12 条标准曲线中有 12 条符合这一标准；柚皮苷共 6 个分析批中有 6 批 $R^2 \geq 0.99$；柚皮素共 6 个分析批中有 6 批 $R^2 \geq 0.99$；血浆、尿液、粪便方法学标准曲线中至少 80% 符合接受标准，标准曲线符合方法学要求。

表2-17 柚皮苷、柚皮素在血浆中的标准曲线参数

待测物	检测日期	检测批次	斜率	截距	R^2	LLOQ (ng/mL)	ULOQ (ng/mL)	拟合方程
柚皮苷	20180209	AR01[a]						
	20180210	AR01r	1.29	0.00224	0.995	0.500	200	$y = 1.29x + 0.00224$
	20180211	AR02	1.31	0.00178	0.997	0.500	200	$y = 1.31x + 0.00178$
	20180212	AR03[c]						
	20180213	AR04[c]						
	20180214	AR04r	1.33	0.00237	0.998	0.500	200	$y = 1.29x + 0.00178$
	20180227	AR05	1.47	0.00241	0.997	0.500	200	$y = 1.47x + 0.00241$
	20180302	AR06	1.43	0.00259	0.999	0.500	200	$y = 1.43x + 0.00259$
	20180304	AR07	1.54	0.00187	0.994	0.500	200	$y = 1.54x + 0.00187$
	20180312	AR08[c]						
	20180313	AR09	1.20	0.00433	0.994	0.500	200	$y = 1.20x + 0.00433$
	20180702	AR11[c]						
	20180703	AR12	2.74	0.00398	0.997	0.500	200	$y = 2.74x + 0.00398$
	平均值		1.54	0.00270	0.996			
	RSD(%)		32.3	35.0	0.185			
	批次数目		8	8	8			
柚皮素	20180209	AR01[a]						
	20180210	AR01r	2.55	0.139	0.998	2.00	200	$y = 2.55x + 0.139$
	20180211	AR02	2.19	0.157	0.998	2.00	200	$y = 2.19x + 0.157$
	20180212	AR03[c]						
	20180213	AR04[c]						
	20180214	AR04r	2.39	0.139	0.998	2.00	200	$y = 2.39x + 0.139$
	20180227	AR05[b]						
	20180302	AR06	2.57	0.0889	0.999	2.00	200	$y = 2.57x + 0.0889$
	20180304	AR07	2.28	0.0783	0.997	2.00	200	$y = 2.28x + 0.0783$
	20180312	AR08[c]						
	20180313	AR09[b]						
	20180314	AR10	2.37	0.119	0.996	2.00	200	$y = 2.37x + 0.119$
	20180702	AR11[c]						
	20180703	AR12	2.55	0.163	0.999	2.00	200	$y = 2.55x + 0.163$
	平均值		2.41	0.126	0.998			
	RSD(%)		6.14	25.8	0.107			
	批次数目		7	7	7			

表中：方程：$y = Ax + B$；其中 y = 峰面积比值，x = 浓度，权重 $1/x^2$，A 为斜率，B 为截距。[a]洗针液配制错误；[b]质控样品不符合接受标准；[c]自动进样器停止进样。

表 2-18 柚皮苷、柚皮素在尿液中的标准曲线参数

待测物	检测日期	检测批次	斜率	截距	R^2	LLOQ (ng/mL)	ULOQ (ng/mL)	拟合方程
柚皮苷	20180712	AR01	1.27	-0.000164	0.996	10.0	2000	$y = 1.27x - 0.000164$
	20180716	AR02	0.786	-0.00244	0.997	10.0	2000	$y = 0.786x - 0.00244$
	20180719	AR03	1.24	-0.00289	0.994	10.0	2000	$y = 1.24x - 0.00289$
	20180723	AR04[a]						
	20180725	AR05	1.22	-0.00171	0.998	10.0	2000	$y = 1.22x - 0.00171$
	20180726	AR06	1.23	-0.000994	0.998	10.0	2000	$y = 1.23x - 0.000994$
	20180813	AR07	1.24	-0.000700	0.996	10.0	2000	$y = 1.24x - 0.000700$
	平均值		1.16	-0.00148	0.997			
	RSD (%)		16.0	-71.0	0.152			
	批次数目		6	6	6			
柚皮素	20180712	AR01	0.932	0.0413	0.997	100	16000	$y = 0.932x + 0.0413$
	20180716	AR02	1.78	0.0475	0.998	100	16000	$y = 1.78x + 0.0475$
	20180719	AR03	1.02	0.0510	0.997	100	16000	$y = 1.02x + 0.0510$
	20180723	AR04	1.08	0.0812	0.997	100	16000	$y = 1.08x + 0.0812$
	20180725	AR05	0.998	0.0630	0.999	100	16000	$y = 0.998x + 0.0630$
	20180726	AR06	0.782	0.0656	0.993	100	16000	$y = 0.782x + 0.0656$
	20180813	AR07	0.880	0.0263	0.996	100	16000	$y = 0.880x + 0.0263$
	平均值		1.07	0.0537	0.997			
	RSD (%)		30.8	33.4	0.190			
	批次数目		7	7	7			

方程: $y = Ax + B$; 其中 y = 峰面积比值; x = 浓度权重 $1/x^2$, A 为斜率, B 为截距。
[a] 标准曲线不符合接受标准。

表 2-19　柚皮苷、柚皮素在粪便中的标准曲线参数

待测物	检测日期	检测批次	斜率	截距	R^2	LLOQ (ng/mL)	ULOQ (ng/mL)	拟合方程
柚皮苷	20181210	AR01	1.25	0.000651	0.997	1.00	200	$y = 1.25x + 0.000651$
	20181213	AR02	1.25	0.00355	0.998	1.00	200	$y = 1.25x + 0.00355$
	20181218	AR03	1.26	0.00408	0.997	1.00	200	$y = 1.26x + 0.00408$
	20181219	AR04	1.27	-0.00222	0.995	1.00	200	$y = 1.27x - 0.00222$
	20190111	AR05	1.22	-0.00622	0.994	1.00	200	$y = 1.22x - 0.00622$
	20190116	AR06	1.52	-0.00306	0.992	1.00	200	$y = 1.52x - 0.00306$
	平均值		1.30	-0.000537	0.996			
	RSD（%）		8.61	-750	0.227			
	批次数目		6	6	6			
柚皮素	20181210	AR01	0.801	0.0332	0.995	10.0	1600	$y = 0.801x + 0.0332$
	20181213	AR02	0.814	0.0578	0.998	10.0	1600	$y = 0.814x + 0.0578$
	20181218	AR03	0.728	0.0538	0.999	10.0	1600	$y = 0.728x + 0.0538$
	20181219	AR04	0.765	0.0516	0.999	10.0	1600	$y = 0.765x + 0.0516$
	20190111	AR05	0.897	0.0509	0.998	10.0	1600	$y = 0.897x + 0.0509$
	20190116	AR06	0.935	0.0729	0.997	10.0	1600	$y = 0.935x + 0.0729$
	平均值		0.823	0.0534	0.998			
	RSD（%）		9.56	24.0	0.151			
	批次数目		6	6	6			

方程：$y = Ax + B$；其中 y = 峰面积比值；x = 浓度权重 $1/x^2$，A 为斜率，B 为截距。

2. 批间和批内准确度与精密度

结果表明：血浆、尿液、粪便中柚皮苷与柚皮素批内、批间准确度高，质控样品在 ±15% 内，最低定量限在 ±20% 内（血浆偏差：柚皮苷 -11.3% ~ 6.60%，柚皮素 -12.5% ~ 9.11%。尿液偏差：柚皮苷 -11.3% ~ 5.63%，柚皮素 -15.9% ~ 15.0%。粪便偏差：柚皮苷 -9.90% ~ 10.3%，柚皮素 -1.60% ~ 12.7%）；精密度好，质控样品小于 15%，最低定量限小于 20%（血浆 RSD：柚皮苷 ≤12.3%，柚皮素 ≤7.45%。尿液 RSD：柚皮苷 ≤8.34%，柚皮素 ≤10.5%。粪便 RSD：柚皮苷 ≤14.9%，柚皮素 ≤15.6%），符合方法学要求。

血浆中，柚皮苷 9 个分析批的质控样品中 8 批符合接受标准，柚皮素 9 个分析批中 7 批符合；尿液中，柚皮苷 7 个分析批中 6 批符合，柚皮素 7 个分析批中 7 批符合；粪便中，柚皮苷 4 个分析批中 4 批符合，柚皮素 4 个分析批中 4 批符合接受

标准，符合方法学要求。

3. 回收率

结果表明：血浆、尿液、粪便方法学中柚皮苷、柚皮素、柚皮苷 – D4、柚皮素 – D4 回收率在 85% ～ 115% 之间，总体变异系数均在 20.0% 以内（血：柚皮苷 10.4%；柚皮素 4.11%；柚皮苷 – D4 5.50%；柚皮素 – D4 4.03%。尿：柚皮苷 7.07%；柚皮素 6.22%；柚皮苷 – D4 6.76%。柚皮素 – D4 9.34%。粪：柚皮苷 3.37%；柚皮素 3.42%；柚皮苷 – D4 2.19%；柚皮素 – D4 3.66%），符合方法学要求。

4. 选择性（特异性）

结果表明：12 批空白血浆中，在待测物保留时间处所测得的干扰峰峰面积低于定量下限的 20.0% 的份数如下：柚皮苷 10 份，柚皮素 12 份。在内标保留时间处所测得的干扰峰峰面积低于标准曲线中最小内标峰面积 5.0% 的份数如下：柚皮苷 – D_4 12 份，柚皮素 – D_4 12 份。11 批空白尿液中，在待测物保留时间处所测得的干扰峰峰面积低于定量下限 20.0% 的份数如下：柚皮苷 11 份，柚皮素 10 份。在内标保留时间处所测得的干扰峰峰面积低于标准曲线中最小内标峰面积 5.0% 的份数如下：柚皮苷 – D_4 11 份，柚皮素 – D_4 11 份。8 批空白粪便中，在待测物保留时间处所测得的干扰峰峰面积低于定量下限 20.0% 的份数如下：柚皮苷 8 份，柚皮素 8 份。在内标保留时间处所测得的干扰峰峰面积低于标准曲线中最小内标峰面积 5.0% 的份数如下：柚皮苷 – D_4 8 份，柚皮素 – D_4 8 份。血浆、尿液、粪便的选择性符合方法学要求，人空白血浆、尿液、粪便对于柚皮苷、柚皮素检测无明显的基质干扰。

5. 基质效应

结果表明：在 14 批空白血浆、11 批空白尿液、8 批空白粪便的基质效应，血浆、尿液、粪便中内标归一化基质因子在 85% ～ 115%，其总体变异系数均在 15.0% 以内（血浆：柚皮苷 2.71%；柚皮素 1.13%；尿液：柚皮苷 3.62%；柚皮素 4.28%；粪：柚皮苷 1.49%；柚皮素 2.63%），符合方法学要求。

6. 分析批长度

在人血方法学中，最长分析批包括溶剂空白样品、血浆空白样品、对照零点空白、标准曲线、质控样品以及伴随着足够的基质空白样品分析，整个分析批长度约 180 个样品，标准曲线及质控样品分布在整个分析批。结果表明：标准曲线、准确度和精密度均符合方法学要求。

在尿液方法学中，最长分析批包括溶剂空白样品、尿液空白样品、对照零点空白、标准曲线、质控样品以及伴随着足够的基质空白样品分析，整个分析批长度约 180 个样品，标准曲线及质控样品分布在整个分析批。结果表明：标准曲线、准确度和精密度均符合方法学要求。

在人粪方法学中，最长分析批包括溶剂空白样品、粪便空白样品、对照零点空白、标准曲线、质控样品以及伴随着足够的基质空白样品分析，整个分析批长度约 180 个样品，标准曲线及质控样品分布在整个分析批。结果表明：标准曲线、准确度和精密度均符合方法学要求。

综上所述，血浆、尿液、粪便最长分析批均确定为 180 个样品。

7. 稀释可靠性（10 倍、100 倍）

结果表明：血浆、尿液、粪便方法学中，稀释质控样品（10 倍、100 倍）浓度平均值与标示值的偏差均在 ±15.0% 以内，变异系数均在 15.0% 以内，符合方法学要求。血浆、尿液、粪便样品稀释 10 倍、100 倍的精密度和准确度符合要求。

8. 进样残留

结果表明：血浆方法学 6 份残留效应样品中，柚皮苷有 5 份、柚皮素有 6 份峰面积小于定量下限最低峰面积的 20.0%；尿液方法学 6 份残留效应样品中，柚皮苷有 6 份、柚皮素有 6 份峰面积小于定量下限最低峰面积的 20.0%；粪便方法学 6 份残留效应样品中，柚皮苷有 6 份、柚皮素有 6 份峰面积小于定量下限最低峰面积的 20.0%；血浆、尿液、粪便中内标全部小于最小内标峰面积的 5.00%；血浆、尿液、粪便中进样残留符合方法学要求。

9. 处理后样品放置稳定性

人血方法学中，分析批测定完成后置于自动进样器（15 ℃）108 h 后，与新一批分析批共同进样分析；尿液方法学中，分析批测定完成后置于自动进样器（5 ℃）71 h 后，与新一批分析批共同进样分析；人粪方法学中，分析批测定完成后置于自动进样器（5 ℃）71 h 后，与新一批分析批共同进样分析；各浓度均值与标示值的偏差在 ±15.0% 以内，RSD 在 15.0% 以内，符合方法学要求。

总之，人血中分析批测定完成后，置于自动进样器（15 ℃）108 h 内样品稳定；尿液中分析批测定完成后，置于自动进样器（5 ℃）72 h 内样品稳定；人粪中分析批测定完成后，置于自动进样器（5 ℃）72 h 内样品稳定。

10. 重新进样的稳定性

结果表明：最长分析批中的溶剂空白样品、血浆空白样品、对照零点空白、标准曲线、质控样品置于储存条件（血浆中 15 ℃，74 h；尿液中 5 ℃，73 h；粪便中 5 ℃，80 h）保存，再次进样，符合方法学要求，样品在储存条件下放置，稳定性良好。

11. 样品冻/融稳定性（4 次，−80 ℃/室温）

结果表明：样品冻融 4 次后，各质控样品的准确度和精密度符合方法学要求，血浆、尿液、粪便样品冻融4次后,稳定性良好。

12. 样品短期储存稳定性(室温,24 h)

结果表明:各质控样品室温放置24 h后处理,进样,各质控样品的准确度和精密度符合方法学要求,血浆、尿液、粪便样品在室温放置24 h后,稳定性良好。

13. 样品长期储存稳定性(-20 ℃,1个月;-80 ℃,1个月、20个月)

结果表明:血浆、尿液、粪便中柚皮苷、柚皮素各质控样品准确度和精密度均符合方法学要求。表明柚皮苷、柚皮素在以下条件下(血浆、尿液、粪便,-20 ℃,1个月;血浆、尿液、粪便,-80 ℃,1个月;血浆,-80 ℃,20个月;尿液,-80 ℃,20个月)长期储存,稳定性良好。长期稳定性试验已包括样品保存的最长时间,表明血浆、尿液、粪便在样品保存时间内稳定,不影响柚皮苷、柚皮素的测定。

14. 全血稳定性和粪匀浆液离心稳定性

结果表明:人全血室温放置30 min和1 h后处理,中浓度质控样品柚皮苷、柚皮素浓度的平均值与$Time_0$样品平均值的偏差在±15.0%以内,符合方法学要求,表明柚皮苷、柚皮素在取血至制成血浆的过程中是稳定的。人粪匀浆液离心(9000 r/min,4 ℃,10 min),质控样品浓度均值与标示值的偏差在±15.0%以内,表明柚皮苷、柚皮素在人粪匀浆液离心过程中是稳定的。

15. 标准品和内标储备液长期稳定性(-20 ℃,1个月)

结果表明:标准品溶液新制备和储备溶液(-20 ℃)的稳定性差异在5.0%以内;内标溶液新制备和储备溶液(-20 ℃)的稳定性差异在10.0%以内;符合方法学要求。

16. 标准品和内标工作溶液短期储存稳定性(室温,24 h)

结果表明:标准品最高浓度及最低浓度工作溶液,室温放置24 h后与冻存品进行比较,稳定性差异在5.0%以内;内标工作溶液,室温放置24 h后与冻存品进行比较,稳定性差异在10.0%以内;符合方法学要求。

17. 耐用性(不同人员,不同仪器)

结果表明:血浆、尿液、粪便中,不同人员处理独立的分析批后,在两台不同的仪器上进样,批间平均准确度偏差在±15.0%以内(定量下限在±20.0%以内),批间RSD在15.0%以内(定量下限在20.0%以内);符合方法学要求。这说明不同人员、不同仪器的耐用性好。

18. 化合物之间的干扰

结果表明：在人血浆、尿液中，柚皮苷、柚皮苷 – D4、柚皮素 – D4 的干扰性符合方法学要求；柚皮素除柚皮苷对其干扰超过最低定量下限样品峰面积的 20.0% 以外，都符合方法学要求。人粪便中，柚皮苷、柚皮素、柚皮苷 – D4、柚皮素 – D4 的干扰性符合方法学要求。

人血浆、尿液样品相较于人粪便样品，处理过程多了酶解的步骤，人血浆、尿液中柚皮苷对柚皮素的干扰可能来源于酶解使少量的柚皮苷转化成柚皮素（人血：1% 转化率。尿液：5% 转化率）。综合考虑，由于本研究目的是测定临床样本中柚皮苷及其活性代谢产物柚皮素的浓度，计算各项药代参数，且方法学的其他所有指标均符合要求；因此，虽然酶解使少量的柚皮苷转化成柚皮素（人血：1% 转化率；尿液：5% 转化率），但不影响方法学的准确、精密、重现，不影响测定数据的真实性及对最终结果的计算。

第三节　柚皮苷在人体内的吸收研究

人血方法学验证完成后，采用液质联用法测定人血浆样品中的柚皮苷与柚皮素，计算药代参数，完成柚皮苷在人体内的吸收研究。

一、人血浆中柚皮苷、柚皮素测定（单次、多次给药、进食影响）

各剂量组的柚皮苷、柚皮素血药浓度—时间曲线见图 2 – 4。

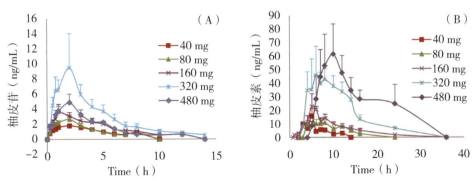

图 2 – 4　柚皮苷、柚皮素血药浓度—时间曲线
（A）柚皮苷；（B）柚皮素。

二、已检测样品再分析（ISR）

按照《中国药典》（2015 年版）第四部 9012 指导原则的要求，[111] ISR 接受标准为 67% 初测得浓度和再分析测得浓度之间的差异在两者均值的 20.0% 以内。柚皮苷和柚皮素的 ISR 通过率（单次给药组，柚皮苷 97.3%，柚皮素 74.3%；多次给药组，柚皮苷 97.3%，柚皮素 70.3%）符合方法学要求。

三、药代参数结果与讨论

Ⅰ期临床试验药代参数可为后续Ⅱ期临床试验给药方案提供参考依据。本章采用国际主流药代软件 WinNonlin 软件（6.4 版，Pharsight 公司，美国）的非房室模型计算各受试者的柚皮苷及柚皮素的药代参数，单次给药组包括 C_{max}、AUC_{0-t}、$AUC_{0-\infty}$、T_{max}、$t_{1/2}$、CL、V、MRT_{0-t}、$MRT_{0-\infty}$，多次给药组包括稳态平均血药浓度、T_{max}、$t_{1/2}$、血药浓度波动百分数、蓄积指数。采用统计分析软件 SPSS（18.0 版本）进行统计分析 t 检验，比较进食影响组的药代动力学参数是否具有统计学差异。临床的药代参数与物种（大鼠[36]、犬[37]、人）、性别之间差异比较见表 2-20 至表 2-25。

1. 临床药代参数结果讨论

（1）多峰现象：柚皮苷、柚皮素血药浓度曲线都存在多峰现象。

（2）临床药代过程：柚皮苷 T_{max} = 2.09 ± 1.15 h，$t_{1/2}$ = 2.69 ± 1.77 h；柚皮素在人血浆经滞后时间（5.74 ± 2.38 h）被检测到，柚皮素 T_{max} = 3.62 ± 3.19 h，$t_{1/2}$ = 2.60 ± 1.89 h。

（3）剂量线性：柚皮苷的 AUC 随剂量波动并略有升高、不呈线性增长，柚皮素的 AUC 随剂量呈线性增长，柚皮苷更像柚皮素的前体，体内柚皮素的量随剂量线性增长。

（4）食物影响：高脂饮食对药代参数无显著影响。

（5）多次给药：多次给药 6 天达稳态浓度，药物多次给药连续 7 d 后，在体内无明显蓄积，药物具有良好的安全性。

（6）个体差异：320 mg 剂量组的柚皮苷 C_{max} 大于 480 mg 剂量组，异于常理，核查原始数据，发现非测定或计算错误，而是 320 mg 组有 2 名受试者血药浓度异常高，提示应进行药物遗传学研究。

（7）临床血样特有色谱峰的发现：部分受试者的血样，在柚皮素保留时间前出现一个较小的柚皮素色谱峰（见图 2-2，该峰峰高小于柚皮素峰高的 20%，不同受试者峰高不同），临床前大鼠与犬血、尿、粪样品测定均未发现该色谱峰。柚皮素临床血标准曲线和质控样品，临床尿、粪样品中均无此色谱峰。结合血浆中代谢

第二章 柚皮苷人体药代动力学吸收、代谢、排泄研究

表 2-20 单次给药组柚皮苷药代参数的物种差异（大鼠 $n=10$，犬 $n=6$，人 $n=8$，均值 $\pm SD$）[36-37]

物种	给药剂量[a] (mg/kg 或 mg)	给药方式	$t_{1/2}$ (h)	T_{max} (h)	C_{max}[b] (ng/mL 或 μg/mL)	AUC_{0-t}[c] (h·ng/mL 或 h·μg/mL)	$AUC_{0-\infty}$[c] (h·ng/mL 或 h·μg/mL)	V_d (L/kg)	CL (L/h/kg)	MRT_{0-t} (h)	$MRT_{0-\infty}$ (h)
大鼠[31]	10.5	p.o.	0.328±0.275	1.50±2.35	31.7±13.2	32.7±27.7	35.7±29.3	174±98.3	624±589	0.741±0.423	1.22±0.297
	21	p.o.	0.500±0.493	1.53±2.36	30.5±16.3	34.2±20.3	38.4±21.4	322±239	759±753	1.18±0.399	1.42±0.621
	42	p.o.	0.463±0.598	1.18±1.78	52.6±78.8	40.7±51.3	45.1±55.4	586±394	1410±1110	1.10±0.381	1.24±0.292
	168	p.o.	0.738±0.781	2.85±4.06	104±77.5	140±66.3	145±66.4	639±657	810±417	2.01±0.451	1.96±1.08
	42	i.v.	1.62±1.18	0.030±0.000	88.5±51.0	18.1±7.58	18.1±7.55	8.29±10.0	2.90±1.66	0.496±0.382	0.570±0.476
犬[28]	3.1	p.o.	1.84±1.46	1.33±0.258	39.9±10.4	108±58.8	129±78.2	61.2±23.0	31.2±15.4	2.50±1.05	3.38±1.88
	12.4	p.o.	1.31±0.581	1.00±0.316	70.2±16.9	124±32.2	135±35.5	171±59.4	98.0±27.2	1.77±0.371	2.17±0.633
	49.6	p.o.	1.31±0.293	1.00±0.447	107±78.2	211±92.1	224±104	482±173	267±127	2.46±1.11	2.73±1.02
	12.4	i.v.	1.37±0.347	0.080±0.000	5.80±0.946	2.92±0.406	2.93±0.403	8.69±3.35	4.31±0.604	0.703±0.153	0.727±0.143
人	40	p.o.	2.48±1.64	1.97±1.11	2.24±0.670	7.61±3.50	9.99±4.22	275±167	67.0±36.3	2.66±0.443	4.90±1.69
	80	p.o.	1.90±1.22	2.09±1.39	2.94±1.17	9.27±3.37	12.2±3.19	295±117	103±49.9	2.80±0.543	3.83±1.69
	160	p.o.	3.64±3.01	2.50±1.41	4.29±2.63	15.7±7.51	22.4±9.36	725±568	144±61.6	3.30±1.12	6.54±4.41
	160（高脂饮食）[d]	p.o.	3.11±1.95	2.66±1.87	3.04±1.15	12.8±4.74	18.2±5.81	755±509	172±64.3	3.45±1.22	6.19±2.77
	320	p.o.	2.51±1.58	1.66±0.990	10.9±12.4	37.5±32.2	39.8±32.2	677±505	202±131	3.17±0.677	4.01±1.05
	480	p.o.	2.01±0.498	1.66±0.834	5.69±2.80	19.4±7.86	21.2±7.95	1360±992	477±372	3.08±0.704	3.86±0.779

[a]大鼠与犬的单位为 mg/kg，人的单位为 mg；[b]静脉给药组的单位为 μg/mL，口服给药组的单位为 ng/mL；[c]静脉给药组的单位为 h·μg/mL，口服给药组的单位为 h·ng/mL；[d]与 160 mg 组比较，*$P<0.05$。

表 2-21　单次给药组柚皮素药代参数的物种差异（大鼠 $n=10$，犬 $n=6$，人 $n=8$，均值 $\pm SD$）[36-37]

物种	给药剂量[a] (mg/kg 或 mg)	给药方式	$t_{1/2}$ (h)	T_{max} (h)	C_{max}[b] (ng/mL 或 μg/mL)	AUC_{0-t}[c] (h·ng/mL 或 h·μg/mL)	$AUC_{0-\infty}$[c] (h·ng/mL 或 h·μg/mL)	V_d (L/kg)	CL (L/h/kg)	MRT_{0-t} (h)	$MRT_{0-\infty}$ (h)
大鼠[31]	10.5	p.o.	2.08±1.30	2.50±1.27	0.187±0.114	0.518±0.207	0.541±0.216	74.2±64.4	25.1±18.1	3.84±1.61	4.30±1.97
	21	p.o.	1.93±1.14	3.00±1.41	0.539±0.487	1.68±1.14	1.71±1.15	57.5±57.0	18.4±12.5	5.02±2.90	5.22±3.02
	42	p.o.	2.47±1.33	3.30±1.34	1.08±0.745	4.16±3.80	4.22±3.78	66.6±67.9	18.7±16.6	5.20±1.45	5.55±1.64
	168	p.o.	2.75±1.04	5.70±2.31	1.83±0.858	11.3±4.24	11.5±4.26	93.4±121	19.6±17.3	7.73±2.25	8.03±2.25
	42	i.v.	2.45±1.38	0.040±0.021	3.98±2.51	2.36±1.12	2.39±1.11	88.3±113	23.4±16.0	3.36±2.11	3.66±2.14
犬[28]	3.1	p.o.	2.42±1.15	5.67±0.816	0.033±0.013	0.166±0.063	0.191±0.064	70.0±63.8	18.0±6.73	6.33±1.41	7.67±2.20
	12.4	p.o.	1.93±0.890	6.00±1.79	0.082±0.025	0.408±0.160	0.463±0.197	81.4±32.8	32.2±16.4	6.80±1.53	7.57±2.30
	49.6	p.o.	1.74±0.547	6.33±2.34	0.204±0.053	1.11±0.697	1.15±0.678	132±74.2	51.7±18.8	6.97±1.63	7.37±1.65
	12.4	i.v.	1.62±1.32	5.25±3.57	34.8±13.6	0.142±0.094	0.158±0.101	224±124	178±202	4.35±2.56	5.14±3.34
人	40	p.o.	1.26±1.06	6.86±2.54	11.7±12.4	21.6±22.9	23.9±22.6	61.5±38.4	41.5±33.1	5.25±0.583	6.30±4.77
	80	p.o.	3.17±4.24	8.38±4.24	12.1±8.52	45.2±37.2	72.6±87.8	174±158	75.9±103	8.01±4.88	14.3±23.3
	160	p.o.	1.50±0.838	9.13±2.59	26.2±18.2	91.0±70.6	97.8±71.5	60.6±22.1	31.2±16.1	9.82±4.20	10.1±5.05
	160（高脂饮食）[d]	p.o.	2.63±1.30	8.88±3.36	23.3±17.7	93.6±52.1	164±97.4	78.4±20.6	22.9±5.99	9.54±2.64	9.56±2.93
	320	p.o.	2.67±1.54	9.00±2.39	73.6±45.6	409±118	452±110	47.0±30.6	6.00±2.23	10.2±2.47	11.1±3.27
	480	p.o.	3.37±3.38	13.1±5.17	96.8±76.5	615±348	805±463	55.8±47.4	6.32±7.94	12.0±2.42	12.5±3.34

[a] 大鼠与犬的单位为 mg/kg，人的单位为 mg；[b] 静脉给药组的单位为 μg/mL，口服给药组的单位为 ng/mL；[c] 静脉给药组的单位为 h·μg/mL，口服给药组的单位为 h·ng/mL；[d] 与 160 mg 组比较，*P<0.05。

表 2-22 多次给药组柚皮苷、柚皮素药代参数的物种差异（口服，一日三次，大鼠 $n=10$，犬 $n=6$，人 $n=8$，均值 $\pm SD$）[36-37]

物种	给药剂量[a] (mg/kg 或 mg)	待测物	$t_{1/2}$ (h)	T_{max} (h)	C_{av}^{ss} (ng/mL)	Fluctuation[b] (%)	Accumulation[c] Index
大鼠[31]	42	柚皮苷	0.320±0.191	1.70±1.47	11.7±15.9	728±711	1.22±0.401
	42	柚皮素	2.81±1.84	3.90±2.28	389±415	184±114	1.31±0.625
犬[28]	12.4	柚皮苷	0.938±0.353	1.67±0.753	18.6±4.68	306±103	1.21±0.099
	12.4	柚皮素	2.17±1.03	6.00±0.000	49.8±12.2	72.7±57.2	1.35±0.209
人	160	柚皮苷	2.94±2.01	1.66±1.62	1.75±0.365	187±70.7	1.22±0.285
	160	柚皮素	3.14±2.01	5.83±1.17	39.0±38.7	177±76.5	1.21±0.277

[a] 大鼠和犬的单位为 mg/kg，人的单位为 mg；

[b] $Fluctuation = \dfrac{C_{max}^{ss} - C_{min}^{ss}}{C_{av}^{ss}} \times 100\%$；

[c] $Accumuutation\ Index = \dfrac{AUC_{0-24}^{ss}}{AUC_{0-24}^{Day\,1}}$。

表 2-23 单次给药组柚皮苷药代动力学参数的性别差异（大鼠与犬，雌雄各半；人，男女混合，每组 10 人，2 人服安慰剂；均值 ± SD）[36-37]

给药信息[a]			雄性					雌性[b]				
			$t_{1/2}$ (h)	T_{max} (h)	C_{max}[c] (ng/mL 或 μg/mL)	AUC_{0-t}[d] (h·ng/mL 或 h·μg/mL)	$AUC_{0-\infty}$[d] (h·ng/mL 或 h·μg/mL)	$t_{1/2}$ (h)	T_{max} (h)	C_{max}[c] (ng/mL 或 μg/mL)	AUC_{0-t}[d] (h·ng/mL 或 h·μg/mL)	$AUC_{0-\infty}$[d] (h·ng/mL 或 h·μg/mL)
大鼠[31]	10.5	p.o.	0.190±0.063	1.95±3.40	36.1±14.9	33.5±28.8	36.9±30.2	0.465±0.344	1.05±0.622	27.2±11.2	31.9±29.9	34.6±31.9
	21	p.o.	0.325±0.381	1.50±2.52	29.9±18.5	21.4±16.5	24.8±18.0	0.675±0.570	1.55±2.49	31.1±16.0	47.0±15.6*	51.9±15.7*
	42	p.o.	0.375±0.354	0.650±0.762	92.7±99.4	68.1±62.7	74.9±67.6	0.550±0.813	1.70±2.42	12.6±9.42	13.3±10.3	15.3±11.6
	168	p.o.	0.625±0.781	3.75±4.85	113±102	144±80.3	149±84.3	0.850±0.854	1.95±3.39	95.8±54.4	137±50.7	142±52.4
	42	i.v.	1.65±1.48	0.030±0.000	106±37.6	21.3±7.03	21.4±6.93	1.60±0.972	0.030±0.000	70.2±60.0	14.8±7.29	14.8±7.28
犬[28]	3.1	p.o.	2.41±1.98	1.50±0.231	42.9±9.19	128±76.6	149±97.4	1.26±0.633	1.17±0.289	36.8±12.6	88.5±40.0	109±67.7
	12.4	p.o.	1.20±0.443	1.00±0.500	80.2±17.2	132±40.0	137±42.3	1.42±0.782	1.00±0.100	60.2±10.8	115±27.9	132±36.8
	49.6	p.o.	1.50±0.117	0.833±0.577	56.6±6.83	181±46.7	185±45.5	1.13±0.312	1.17±0.289	157±87.5	240±128	262±144
	12.4	i.v.	1.48±0.404	0.080±0.000	5.74±1.05	2.64±0.256	2.64±0.255	1.25±0.317	0.080±0.000	5.86±1.07	3.19±0.344	3.20±0.337
人[e]	40	p.o.	3.07±1.78	1.55±0.622	2.43±0.727	9.39±3.23	12.5±3.18	1.49±0.849	2.67±1.53	1.92±0.516	4.64±1.01	5.83±0.737*
	80	p.o.	2.46±1.83	2.75±1.71	2.58±1.43	8.35±4.36	13.2±4.16	1.48±0.448	1.44±0.657	3.30±0.916	10.2±2.28	11.5±2.69
	160	p.o.	2.41±1.79	1.75±0.500	5.14±3.60	13.7±9.73	17.7±9.93	4.57±3.65	3.25±1.71	3.44±1.08	17.8±5.04	25.9±8.47
	160[f]	p.o.	3.86±2.02	2.44±1.98	2.30±0.201	9.56±3.57	14.7±5.83	2.54±1.96	2.88±2.02	3.78±1.26	16.1±3.27*	20.9±4.78

[a] 大鼠与犬的单位为 mg/kg，人的单位为 mg；[b] 与雄性比较，*$P<0.05$；[c] 静脉给药组的单位为 ng/mL，口服给药组的单位为 h·ng/mL 或 h·μg/mL。[e] 人各组中，40 mg 组有 4 名女性（1 名女性服安慰剂）；80 mg 组有 4 名女性（0 名女性服安慰剂）；160 mg 组有 5 名女性（1 名女性服安慰剂）；160 mg（高脂饮食）组有 5 名女性（1 名女性服安慰剂）；320 mg 组有 3 名女性（2 名女性服安慰剂）；480 mg 组有 2 名女性（2 名女性服安慰剂）。[f] 高脂饮食组。

表2-24 单次给药组柚皮素药代动力学参数的性别差异（大鼠与犬，雌雄各半；人，男女混合，每组10人，2人服安慰剂；均值±SD）[36-37]

	给药信息[a]		雄性					雌性[b]				
			$t_{1/2}$ (h)	T_{max} (h)	C_{max}[c] (ng/mL 或 μg/mL)	AUC_{0-t}[d] (h·ng/mL 或 h·μg/mL)	$AUC_{0-\infty}$[d] (h·ng/mL 或 h·μg/mL)	$t_{1/2}$ (h)	T_{max} (h)	C_{max}[c] (ng/mL 或 μg/mL)	AUC_{0-t}[d] (h·ng/mL 或 h·μg/mL)	$AUC_{0-\infty}$[d] (h·ng/mL 或 h·μg/mL)
大鼠	10.5	p.o.	1.33±0.453	3.00±1.73	0.202±0.079	0.593±0.161	0.617±0.180	2.83±1.48	2.00±0.810	0.172±0.151	0.443±0.237	0.465±0.242
	21	p.o.	1.26±0.327	2.00±0.707	0.804±0.550	2.13±1.39	2.17±1.41	2.60±1.32	4.00±1.22	0.274±0.236	1.24±0.694	1.26±0.699
	42	p.o.	1.46±0.777	4.00±1.41	0.818±0.615	2.66±1.53	2.75±1.49	3.47±0.958*	2.60±0.894	1.34±0.838	5.66±4.96	5.70±4.95
	168	p.o.	2.77±1.24	3.80±1.48	1.89±0.805	10.4±2.58	10.6±2.42	2.73±0.951	7.60±0.894*	1.77±1.00	12.2±5.64	12.4±5.73
	42	i.v.	1.99±0.529	0.030±0.000	5.54±2.40	2.99±0.986	3.01±0.982	2.91±1.87	0.043±0.025	2.43±1.55*	1.72±0.915	1.78±0.945
犬	3.1	p.o.	2.54±0.931	6.00±0.482	32.8±5.33	195±63.8	229±63.3	2.29±1.54	5.33±1.15	32.7±20.4	137±58.2	152±44.3
	12.4	p.o.	2.30±1.20	6.00±2.00	68.3±22.9	309±128	398±257	1.56±0.345	6.00±2.00	96.0±21.8	508±135	528±136
	49.6	p.o.	1.99±0.712	6.67±3.06	238±44.7	1420±960	1460±914	1.50±0.231	6.00±2.00	169±38.4	809±131	842±152
	12.4	i.v.	1.98±1.88	5.58±4.19	32.1±18.9	138±114	163±124	1.27±0.677	4.92±3.74	37.4±9.27	145±95.6	153±101
人[e]	40	p.o.	1.13±0.629	7.75±3.10	4.34±1.44	6.81±3.46	9.34±4.01	1.45±1.65	5.67±1.15	21.4±14.4*	41.2±23.1*	43.3±22.6*
	80	p.o.	1.98±1.03	9.25±4.43	8.70±3.87	38.0±24.2	44.4±29.2	4.37±6.09	7.50±4.51	15.6±11.1	52.4±50.0	101±122
	160	p.o.	1.50±1.14	8.25±3.30	32.8±24.9	110±98.1	114±101	1.50±0.577	10.0±1.63	19.5±5.64	71.8±32.3	81.2±31.3
	160[f]	p.o.	3.47±1.34	7.75±3.10	29.4±24.2	92.9±57.5	229±138	2.07±1.15	10.0±3.65	17.2±6.97	94.3±55.0	121±47.3

[a]大鼠与犬的单位为mg/kg，人的单位为mg；[b]与雄性比较，*$P<0.05$；[c]静脉给药组的单位为μg/mL，口服给药组的单位为ng/mL；[d]静脉给药组的单位为h·μg/mL，口服给药组的单位为h·ng/mL；[e]人各组中，40 mg组有4名女性（1名女性服安慰剂）；80 mg组有4名女性（0名女性服安慰剂）；160 mg组有5名女性（1名女性服安慰剂）；160 mg（高脂饮食）组有5名女性（1名女性服安慰剂）；320 mg组有3名女性（2名女性服安慰剂）；480 mg组有2名女性（2名女性服安慰剂）。[f]高脂饮食组。

表2-25 多次给药组柚皮苷、柚皮素药代动力学参数的性别差异
(大鼠与犬,雌雄各半;人,男女混合,每组10人,2人服安慰剂;均值±SD)[36-37]

给药剂量[a]和待测物		雄性					雌性[b]				
		$t_{1/2}$ (h)	T_{max} (h)	C_{av}^{SS} (ng/mL)	Fluctuation[c] (%)	Accumulation[d] Index	$t_{1/2}$ (h)	T_{max} (h)	C_{av}^{SS} (ng/mL)	Fluctuation[c] (%)	Accumulation[d] Index
大鼠[31]	42 柚皮苷	0.275±0.205	0.700±0.411	6.03±9.48	844±1030	1.08±0.224	0.365±0.187	2.70±1.48*	17.4±19.9	612±233	1.38±0.544
	42 柚皮素	2.18±0.566	3.40±0.548	178±90.8	104±58.9	0.817±0.267	3.45±2.50	4.40±3.29	600±517	264±98.2	1.79±0.457*
犬[28]	12.4 柚皮苷	1.13±0.041	2.17±0.764	15.1±2.53	242±8.10	1.20±0.127	0.743±0.443	1.17±0.289	22.1±3.41	370±119	1.21±0.092
	12.4 柚皮素	1.38±0.289	6.00±0.000	49.0±10.4	66.7±82.5	1.36±0.241	2.95±0.839	6.00±0.000	50.7±16.1	78.6±35.8	1.32±0.224
人[e]	160 柚皮苷	2.67±1.40	1.55±1.94	1.75±0.403	210±79.6	1.17±0.167	3.40±3.12	1.83±1.26	1.74±0.377	149±37.5	1.30±0.462
	160 柚皮素	3.50±2.24	6.25±1.26	47.2±47.0	167±95.7	1.29±0.326	2.42±1.90	5.00±0.000	22.6±8.42	198±21.3	1.16±0.205

[a] 大鼠与犬的单位为 mg/kg,人的单位为 mg;[b] 与雄性比较,*$P<0.05$;
[c] $Fluctuation = \dfrac{C_{max}^{SS} - C_{min}^{SS}}{C_{av}^{SS}} \times 100\%$;
[d] $Accumulation\ Index = \dfrac{AUC_{0-24}^{SS}}{AUC_{0-24}^{Day\ 1}}$;
[e] 多次给药组有4名女性(1名女性服安慰剂)。

产物分析，此色谱峰为柚皮素氧化代谢产物圣草酚，该化合物为活性代谢物，文献报道其在细胞试验中具保护人肺 A549 细胞不受溶血素诱导损伤的药理作用。[113] 由于柚皮素在体内代谢为圣草酚及其葡萄糖醛酸和硫酸酯结合物（M_{12}、M_{17}、M_{21}）（图 2-5），临床血样酶解后，圣草酚葡萄糖醛酸及硫酸酯结合物被水解成圣草酚，提取后进样液相质谱联用系统，圣草酚在质谱测定中发生质谱源内裂解，出现了和柚皮素一样的子离子（m/z = 271, 151），在圣草酚的保留时间处，产生较小柚皮素色谱峰（离子对 271/151, m/z）。

(8) 临床给药剂量：根据国家法规，半衰期 1～3 h 为短半衰期，4～6 h 中半衰期，6 h 以上长半衰期。健康人单次口服柚皮苷，柚皮苷半衰期为 2.69 h，经 5.74 h 后测到活性代谢物柚皮素，其半衰期为 2.60 h，饮食对药代参数无显著影响，多次口服 6 天达稳态，无显著累积。因此，建议临床研究柚皮苷给药剂量范围为一日三次，每次口服 40～480 mg。

2. 药代参数物种差异结果讨论

(1) 多峰现象：3 个物种血药浓度曲线都出现多峰现象，此为柚皮苷共性药代特征。

(2) 药代过程：柚皮苷在人的药代过程、柚皮素在人的吸收过程比大鼠、犬显得更长，柚皮素 $t_{1/2}$ 在不同物种之间无显著性差异。在非临床口服给药研究中，柚皮苷在大鼠和犬血中的浓度约 1 h 内迅速升高至峰值（大鼠 T_{max} = 1.77 ± 2.64 h，犬 T_{max} = 1.11 ± 0.344 h），而人血药浓度在 2 h 左右达到最高值，比大鼠和犬延长；柚皮苷的半衰期在大鼠（<1 h）、犬（1.41 ± 0.671 h）、人（2.69 ± 1.77 h）中呈现出逐渐延长的趋势。随后，柚皮素由柚皮苷肠代谢产生，[108] 与大鼠（0.701 ± 0.523 h）和犬（1.83 ± 0.923 h）相比，柚皮素在人血浆中经更长滞后时间被检测到。柚皮素在血浆中被检测到后，大鼠经 2.93 ± 2.01 h，犬经 4.17 ± 1.68 h，人经 3.62 ± 3.19 h，柚皮素血药浓度升高至峰值 C_{max}，呈现延长趋势。人体内柚皮素半衰期（2.60 ± 1.89 h）与大鼠（2.31 ± 1.21 h）和犬（2.03 ± 0.968 h）无显著差异。

(3) 剂量线性：3 个物种的 C_{max} 和 AUC 既具有相似之处，又存在差异。3 个物种中，柚皮苷 AUC 均波动并随剂量增长略有升高，而柚皮素的 AUC 则随剂量呈线性变化。柚皮苷更似前体，其 AUC 保持轻微的波动和增加，使体内代谢物柚皮素 AUC 呈线性增加。另外，3 个物种柚皮素 AUC 随剂量均呈线性变化，但大鼠、犬、人 AUC 随剂量增加不呈比例增长，在犬中柚皮素的 AUC 随剂量增加而增长较慢；在大鼠和人类身上，柚皮素的 AUC 随着剂量的增加而增长得更快。结合文献分析，[57] 其原因是：大鼠和人体内的柚皮素剂量的持续增加使其代谢成其他代谢物的酶途径饱和，因此柚皮素代谢减少，更多的柚皮素留在体内，AUC 的增加比预期要高。相反，犬体内的柚皮素吸收达到饱和，可能导致 AUC 的变化低于预期。结合长期毒性和急性毒性试验文献，[100-102] 由于大鼠（单次口服，16 g/kg；连续 6 个月口服，1250 mg/kg/d），未呈现明显毒副反应,表明柚皮苷具有良好的安全性。因此,柚皮苷和柚皮素 AUC 随剂量增加更快,不会影响临床用药的安全性。

另一方面,临床给药剂量与动物给药剂量根据体表面积折算是一致的,但人体 AUC 和 C_{max} 与动物有显著差异,人的 C_{max} 是动物的几十分之一至几分之一。这提示尽管柚皮苷、柚皮素随剂量在体内线性增长趋势相近,但明显的物种差异使研究者不能将动物实验结果简单外推至人,需依据药代参数进行合理的推算和估计。

(4) 多次给药:3个物种连续给药达稳态浓度后,均未观察到药物显著累积。

3. 药代参数性别差异结果讨论

(1) 犬:药代参数无性别差异。

(2) 大鼠、人:部分成年大鼠和人药代参数存在显著的性别差异。单剂量研究中,少量雌性的药代动力学参数显著高于雄性。多剂量研究中,仅在大鼠中观察到雌性药代参数显著高于雄性。老年大鼠在一个剂量组(42 mg/kg)的不同性别存在显著性差异,[33]给药组雌性的药代动力学参数 $t_{1/2}$、AUC_{0-t}、$AUC_{0-\infty}$ 显著高于雄性。结合文献,[112]大鼠、人药代参数存在性别差异,可能与大鼠、人中肝药酶的性别差异有关。

第四节 柚皮苷在人体内的代谢研究

本节测定柚皮苷在人血、尿、粪样品中的代谢产物。采用液相系统分离,高分辨质谱仪对代谢产物进行成分鉴定、结构解析、对照品确证,得到主要代谢产物,完成柚皮苷在人体内的代谢研究。

一、柚皮苷在人体内的代谢研究方法

采用蛋白沉淀法处理样品,以尽可能多地获取代谢物信息。为了获得良好色谱分离和更强质谱响应,避免人体内源性化合物对测定的干扰,曾尝试几种流动相如甲醇-水、乙腈-水、甲醇-水(各含0.1%甲酸)、乙腈-水(各含0.1%甲酸)优化色谱条件。流动相甲醇-水(各含0.1%甲酸)优化后梯度模式显示良好色谱峰分离和较高质谱信号响应。在此色谱条件下,优化质谱参数(包括雾化气、辅助气、气帘气、碰撞气、去簇电压、碰撞分散能量、碰撞能量、雾化温度、喷雾电压),最终确定样品分析条件。

用移液器精密移取生物样本(血浆、尿液、粪便匀浆上清液)100 μL,精密加

入乙腈 200 μL，涡旋混合 3 min 后，离心（10000 r/min，4 ℃，10 min），转移上清液至 1.5 mL 离心管，N_2 吹干，加入 50% 甲醇水溶液 100 μL 后，超声 3 min，离心（13000 r/min，4 ℃，30 min），取上清液 10 μL，进样液相-高分辨质谱系统。

流动相 A 为 0.1% 甲酸的水溶液，流动相 B 为 0.1% 甲酸的甲醇溶液，流速：0.3 mL/min，进样体积 10 μL。洗脱梯度及质谱条件见表 2-26、表 2-27。

表 2-26 代谢研究的液相梯度条件

时间（min）	流动相 A（%）	流动相 B（%）
0	95	5
10	80	20
30	0	100
40	0	100
41	10	95
45	90	5

表 2-27 代谢研究的质谱条件

参数名称	设定值
扫描模式	全扫描（m/z 100～1500，开启 IDA 模式）
离子化模式	正离子、负离子
雾化气 GS1（psi）	55
辅助气 GS2（psi）	55
气帘气 CUR（psi）	35
碰撞气 CAD（psi）	8
去簇电压（V）	80
碰撞分散能量（V）	25
碰撞能量（V）	35
雾化温度（℃）	550
喷雾电压 IS（V）	5500，-4500

质谱数据用 AB Sciex 软件 Peak View 和 Metabolite Pilot 进行分析，根据色谱峰保留时间、精确分子量、质谱裂解模式，并结合对照品进样后的相应信息进行代谢物的鉴定或确证。

二、临床代谢研究结果与讨论

根据软件处理获得代谢产物信息，对主要碎片离子进行质谱解析，鉴定其化学结构，并进样标准品确证结构，最终通过已鉴定的代谢产物，推测柚皮苷在人体内经历Ⅰ相和Ⅱ相代谢。

本节研究与文献研究[36-37,107-108]进行比较，结果见表 2-28。

表 2-28 柚皮苷、柚皮素的大鼠、犬、人体内、外代谢产物比较[37-39]

编号	代谢物形式^a	名称	对照品确证	比格犬[38] G	SD大鼠[38] G	人 G	大鼠肝微粒体[37] G	大鼠肝微粒体[37] S	人肝微粒体[37] G	人肝微粒体[37] S	肠道菌群[39] G
M_1	$[M_1]$	柚皮苷	√	粪、尿、胆汁	粪、尿、胆汁	粪、尿、血	+				
M_2	$[M_2]$	柚皮素	√	粪、尿、胆汁	粪、尿、胆汁	粪、尿、血	+		+		+
M_3	$[M_1+OH]$	新北美圣草苷	√	粪、尿	粪、尿						+
M_4	$[M_1+OH+CH_3]$	橙皮苷	√	尿	粪、尿、胆汁	血	+		+		
M_5	$[M_1+COCH_3]$	5-乙酰柚皮苷	√	尿	粪						
M_6	$[M_1+2H]$	柚皮苷4位加氢产物		粪、胆汁	粪						+
M_7	$[M_1-2H]$	野漆树苷	√			尿、血					
M_8	$[M_1+GlcuA]$	柚皮苷葡萄糖醛酸结合物			粪	血	+		+		+
M_9	$[M_2+2H]$	柚皮素4位加氢产物		尿	粪、尿、胆汁	尿、血		+		+	+
M_{10}	$[M_2-2H]$	芹菜素	√	粪、尿	粪、尿、胆汁	血		+		+	+
M_{11}	$[M_2+GlcuA]$	7-葡萄糖醛酸柚皮素		尿、胆汁	粪、尿、胆汁	尿		+		+	+
M_{12}	$[M_2+GlcuA]$	4′-葡萄糖醛酸柚皮素		粪、尿、胆汁	粪、尿	血		+		+	
M_{13}	$[M_2+OH]$	圣草酚		粪、尿	尿、胆汁	尿、血		+		+	
M_{14}	$[M_2+SO_3H]$	柚皮酚的硫酸酯结合物		尿、胆汁	尿、胆汁	尿、血		+			
M_{15}	$[M_2+Glc]$	柚皮素葡萄糖苷		尿、胆汁	尿、胆汁	尿、血		+			
M_{16}	$[M_2+Glc]$	柚皮素葡萄糖苷		尿、胆汁		尿					
M_{17}	$[M_2+OH+GlcuA]$	圣草酚葡萄糖醛酸结合物	√	尿、胆汁	尿	尿、血		+			
M_{18}	$[M_2+OH+CH_3]$	橙素						+			

续上表

编号	代谢物形成	名称	对照品确证	含该代谢物的生物样品					
				比格犬[38]	SD 大鼠[38]	人	大鼠肝微粒体[37]	人肝微粒体[37]	肠道菌群[39]
M_{19}	M_2 B 环裂解	5,7-二羟基色原酮	√	粪、尿、胆汁	尿			+	
M_{20}	M_2 C 环裂解氧化	2,4,6-三羟基苯甲酸		粪	粪				+
M_{21}	M_2 C 环裂解氧化	对羟基苯甲酸		粪、尿	粪、尿				
M_{22}	M_2 C 环裂解氧化	对羟基苯丙酸	√	粪、尿	粪、尿	血			
M_{23}	$[M_{24} - OH]$	马尿酸	√	粪		血			
M_{24}	$[M_{21} + Glycine]$	对羟基马尿酸		粪、尿		血			
M_{25}	$[M_{22} + SO_3H]$	对羟基苯丙酸硫酸酯结合物		尿、胆汁		尿			
M_{26}	$[M_2 + OH + SO_3H]$	圣草酚硫酸酯结合物				尿			
M_{27}	$[M_2 + 2GlcuA]$	柚皮素二葡萄糖醛酸结合物				尿			
M_{28}	$[M_2 + 2GlcuA]$	柚皮素二葡萄糖醛酸结合物							
M_{29}	$[M_2 + Glc + GlcuA]$	柚皮素葡萄糖苷的葡萄糖醛酸结合物				尿、血			
M_{30}	$[M_2 + Glc + SO_3H]$	柚皮素葡萄糖苷的硫酸酯结合物							
M_{31}	$[M_2 + GlcuA + SO_3H]$	柚皮素葡萄糖醛酸硫酸酯结合物				尿、血			

a 给药形式中 G 表示柚皮苷给药,S 表示柚皮素给药。

1. 临床样本首次发现 9 种新代谢物

柚皮苷口服给药后，在人血浆、尿液、粪便中共鉴定出 26 种代谢物，首次发现动物样品中未发现的 9 种代谢物，即野漆树苷、柚皮苷葡萄糖醛酸结合物、6 种柚皮素葡萄糖醛酸和硫酸酯结合物、圣草酚硫酸酯结合物。野漆树苷、柚皮苷葡萄糖醛酸结合物，在体外人肝微粒体代谢而未在肠道菌群代谢有见报道，提示由肝脏代谢而非肠代谢生成并入血；6 种柚皮素葡萄糖醛酸和硫酸酯结合物在体外人肝微粒体、肠道菌群代谢均未见报道，提示可能在肾脏中代谢生成。

2. 柚皮素为柚皮苷的主要代谢产物

由于黄酮苷口服后首先在人肠道菌群中水解成苷元，因此在人血浆、尿液、粪便检测到大量柚皮素，这也被认为是影响黄酮吸收重要的因素。[114]黄酮苷元在体循环中的量远大于黄酮苷的量，[115-117]本节充分验证了这一点。

3. 临床血浆代谢物

临床血浆代谢物主要为柚皮苷及柚皮素的Ⅰ相和Ⅱ相代谢物及多酚代谢物。其中，柚皮素葡萄糖醛酸结合物是柚皮苷口服给药后在动物（小鼠[118]、大鼠[113,117]、兔[116]、犬[119]、人[120]）体循环内测得的主要代谢物。临床血样测定中，部分受试者的血样在柚皮素保留时间前出现一个较小的柚皮素色谱峰（该峰峰高小于柚皮素峰高的 20%），而柚皮素标准曲线和质控样品中并无此色谱峰。结合血浆代谢产物分析，此色谱峰为柚皮素氧化代谢产物——圣草酚，该化合物据报道具有保护人肺 A549 细胞不受溶血素诱导损伤的药理作用。[113]由于柚皮素在体内代谢成圣草酚及其葡萄糖醛酸和硫酸酯结合物，临床血样酶解后，圣草酚葡萄糖醛酸及硫酸酯结合物被水解成圣草酚，提取后进样液相质谱联用系统，圣草酚在质谱测定中发生质谱源内裂解，出现了和柚皮素一样的子离子（m/z = 271, 151），在圣草酚的保留时间内，产生较小柚皮素色谱峰（离子对 271/151，m/z）。

4. 临床尿液代谢物

相较于人血浆中的Ⅰ相和Ⅱ相代谢物，人尿液中存在大量Ⅱ相代谢物。柚皮素葡萄糖醛酸结合物和硫酸酯结合物是柚皮苷口服给药后在动物（大鼠[36]、犬[37]）或人尿液内检测到的主要代谢物。本节在人尿中鉴定了 3 种柚皮素葡萄糖醛酸结合物、2 种柚皮素葡萄糖醛酸结合物的二聚体、2 种柚皮素硫酸酯结合物。根据文献报道，[121]柚皮素的 5 位、7 位、4′位羟基为可能连接位点，3 种柚皮素葡萄糖醛酸结合物分别为相应位点的柚皮素葡萄糖醛酸结合物。由于 5 - 柚皮素硫酸酯结合物酸度低，[121]在尿液中形成可能性小，柚皮素的 7 位、4′位羟基可能为 2 种硫酸酯结合物的连接位点。根据文献报道的相对保留时间，[122]推断为 7 - 柚皮素硫酸酯结合物、4′-柚皮素硫酸酯结合物。本节还发现文献报道的柚皮素葡萄糖醛酸二聚体[121-123]、柚皮素葡萄糖醛酸硫酸酯结合物[123]以及文献中未见报道的柚皮素葡萄糖苷的葡萄糖醛酸结合物、柚皮素葡萄糖苷的硫酸酯结合物。

5. 临床粪便代谢物

临床粪便代谢物仅测到代谢物柚皮素,未测到其他代谢物;而大鼠、犬、人肠道菌群检测到柚皮苷和柚皮素的Ⅰ相、Ⅱ相代谢物,临床代谢物明显与之前的研究不同。

(1) 食物干扰:临床研究的食物干扰远大于动物试验和体外试验,且难于排除。动物为实验室按规定饲养,饮食单一,易排除食物对代谢产物测定的干扰(如大鼠饲料中只有豆粉含大量黄酮,采用替代饲料后排除食物干扰)。体外肠道菌群试验采用同位素标记的柚皮苷,直接排除大量食物对测定的干扰。人的食物谱广泛,每天需大量摄入蔬菜、水果,这些食物中大都含有与柚皮苷结构类似的黄酮类化合物,从营养学角度排除食物干扰非常困难,且排除多种蔬菜和水果摄入不符合国家法规对伦理学的要求。

(2) 物种差异及体内、外试验差异[35]:不仅大鼠、犬、人在物种之间存在差异(如体内吸收速率、酶种类和代谢速率等),人的体内、体外代谢也存在明显差异(体外试验仅考察肠道菌群因素,体内还存在肠道吸收、酶代谢等多种因素)。

6. 多酚代谢物难于检出原因分析

曾有文献报道,在大鼠[106]、猪[124]、犬[106]、人[125-127]体内,黄酮苷代谢成黄酮苷元后被肠道菌群降解成一系列酚类化合物。本节中,在人尿液、粪便中检测到酚类化合物(对羟基苯甲酸、羟基马尿酸、马尿酸、对羟基苯丙酸及其硫酸酯结合物),与文献一致。但与给药前尿液、粪便相比,酚类化合物按剂量折算超过给药量100%。究其原因,这些酚类化合物可能来自人类饮食中大量结构类似黄酮和多酚化合物;[128]此外柚皮苷代谢为多酚的过程本身受多种因素影响[126-127,129-130],包括底物浓度、反应时间、化合物结构、肠道菌群个体差异等。因此在未排除饮食影响的情况下,很难推断这些酚类化合物是否来自柚皮苷的降解产物,应利用同位素标记进一步研究这一问题。

7. 临床代谢物种差异[37-39]

比较不同物种、体内外代谢研究结果,柚皮苷代谢产物存在差异。大鼠与犬尿液、粪便、胆汁及人血浆中存在Ⅰ相和Ⅱ相代谢物及降解的酚类代谢物;人尿液中代谢物种类以Ⅱ相代谢物(尤其是葡萄糖醛酸和硫酸酯结合物)为主,表明柚皮苷在人与大鼠、犬中代谢物形式不同,即人体中柚皮苷更容易转化成Ⅱ相代谢物排出体外。大鼠和人肝微粒体中,都产生柚皮苷和柚皮素的Ⅰ相、Ⅱ相代谢产物、酚类代谢物；大鼠中存在柚皮苷和柚皮素的羟基甲基化代谢物而人中没有外，其余代谢产物相同，说明柚皮苷在大鼠和人肝脏中的代谢情况较为相似。虽然人肠道菌群体外代谢研究中主要产生Ⅰ相代谢物，但人粪便中仅检测到代谢物柚皮素，可能是因食物干扰、代谢物种差异、体内外代谢的差异造成的。

第五节 柚皮苷在人体内的排泄研究

人尿、粪方法学验证完成后，采用液质联用技术测定人尿液、粪便样品中的柚皮苷和柚皮素，计算排泄参数，完成柚皮苷在人体内的排泄研究。

一、人尿、粪中柚皮苷、柚皮素测定（单次、多次给药、进食影响）

尿液样品测定结果见附录Ⅱ表S1至表S14，粪便样品测定结果见附录Ⅱ表S15至表S17。各剂量组柚皮苷、柚皮素尿排泄量—时间曲线见图2-5。

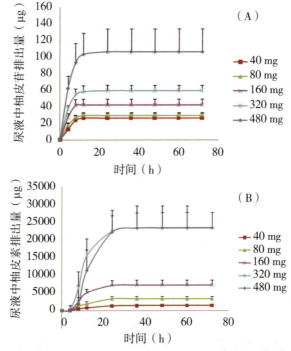

图2-5 柚皮苷（A）、柚皮素（B）尿排泄量—时间曲线

二、已检测样品再分析（ISR）结果

按照《中国药典》（2015 年版）第四部 9012 指导原则的要求，ISR 接受标准为 67% 样品初测浓度和再分析测得浓度之间的差异在两者均值的 20.0% 以内。[111]

尿样 ISR 结果见附录 Ⅱ 表 S18、表 S19，柚皮苷和柚皮素 ISR 通过率（单次给药组：柚皮苷 90.7%，柚皮素 72.2%；多次给药组：柚皮苷 100%，柚皮素 90.0%），符合法定要求。

粪样 ISR 结果见附录 Ⅱ 表 S20、表 S21，柚皮苷和柚皮素 ISR 通过率（单次给药组：柚皮苷 93.3%，柚皮素 100%；多次给药组：柚皮苷 100%，柚皮素 100%），符合法定要求。

三、临床排泄参数结果与讨论

在柚皮苷排泄研究中，先测定柚皮苷和柚皮素的尿药和粪药浓度，再根据相应的尿量和粪量，折算出在尿液粪便中的排泄量，并计算出总排泄占给药剂量的百分比。排泄参数结果见表 2-29。

1. 临床排泄特征

人尿液、粪便中以柚皮苷、柚皮素形式进行排泄研究，总排泄占给药剂量的百分比小于 30%，尿液 48 h、粪便 72 h 内排出体外。多次给药连续 7 d，多次给药累积排泄率无显著性变化，提示药物在体内无蓄积。

2. 排泄参数物种差异

排泄百分比与排出时间物种间存在差异，多次给药累积排泄率无显著变化。人尿液粪便中以柚皮苷、柚皮素形式进行排泄研究，总排泄占给药剂量的百分比小于 30%，低于大鼠、犬的排泄。[106]以柚皮苷、柚皮素及对羟基苯丙酸的形式，大鼠 21%[106]、犬 60%[106]、老年大鼠 98%[33]。人尿液、粪便排泄时间比大鼠、犬（尿 24 h、粪 36 h）延长，物种间的排泄差异主要归因于物种之间生理变量如血流速度、体内生化过程、药物清除率、肠蠕动等的不同，而这些因素与物种体重或体表面积有关。[57]多次给药后，大鼠、犬、人累积排泄率无显著变化，表明多次服药在体内没有明显蓄积。见表 2-29。

表 2-29 人尿液和粪便中柚皮苷、柚皮素的排泄百分比（均值 ± SD）

给药剂量 (mg)	尿液排泄占给药剂量的百分比 (%)			粪便排泄占给药剂量的百分比 (%)			尿液粪便总排泄占给药剂量的百分比 (%)
	柚皮苷	柚皮素	总量	柚皮苷	柚皮素	总量	
40	0.067 ± 0.039	6.69 ± 6.20	6.77 ± 6.20	0.122 ± 0.202	0.259 ± 0.734	0.305 ± 0.857	7.08 ± 7.06
80	0.037 ± 0.013	8.82 ± 5.46	8.87 ± 5.46	0.023 ± 0.036	0.034 ± 0.080	0.048 ± 0.109	8.92 ± 5.57
160	0.027 ± 0.014	9.67 ± 6.07	9.70 ± 6.08	0.016 ± 0.023	0.053 ± 0.150	0.092 ± 0.196	9.79 ± 6.28
160（高脂饮食）	0.025 ± 0.008	9.50 ± 5.00	9.53 ± 5.00	9.85 ± 20.0	1.23 ± 2.54	10.7 ± 22.3	20.2 ± 27.3
320	0.033 ± 0.026	15.7 ± 8.73	15.7 ± 8.73	0.126 ± 0.325	0.592 ± 1.41	0.717 ± 1.74	16.4 ± 10.5
480	0.012 ± 0.004	10.4 ± 8.43	10.4 ± 8.43	0.023 ± 0.033	0.799 ± 1.92	0.821 ± 1.95	11.2 ± 10.4
160（一日三次）	0.034 ± 0.014	28.3 ± 43.2	28.4 ± 43.2	0.563 ± 1.00	1.83 ± 2.32	2.36 ± 3.07	30.7 ± 46.2

3. 临床物料平衡研究

临床尿、粪总排泄占剂量百分比小于 30%，其余 70% 给药剂量的去向有以下可能：食物干扰、粪便中酶代谢。

（1）食物干扰影响对羟基苯丙酸的测定：尽管临床研究已把饮食控制加入方案，但仅控制含柚皮苷和柚皮素的食物，人体摄入的蔬菜、水果、豆类等各种食物中存在的其他黄酮均可最后代谢为代谢产物对羟基苯丙酸，影响人粪便中对羟基苯丙酸的测定。由于食物干扰，本节仅采用柚皮苷、柚皮素形式进行排泄研究，未加入对羟基苯丙酸形式。研究者曾以柚皮苷、柚皮素及对羟基苯丙酸形式进行临床排泄研究。但在人尿液和粪便中测定的对羟基苯基丙酸量大于给药剂量的 100%。可能是因为无法对柚皮苷、柚皮素以外的黄酮进行食物控制，影响了对羟基苯丙酸的测定。动物饮食控制较易，大鼠饲料的其他黄酮主要来源于豆粉，可采用豆粉替代物，满足大鼠的营养要求且排除食物干扰，准确测定柚皮苷、柚皮素及对羟基苯丙酸。但人类多样化的食物使排除饮食干扰这一过程非常困难且不能满足人类营养需求，无法得到伦理委员会批准。因此，本节排除对羟基苯丙酸这一测定指标，仅采用柚皮苷和柚皮素形式进行排泄研究，这可能是排泄率低于 30% 的一个原因。

（2）粪便中酶代谢使柚皮苷、柚皮素含量降低：本节采用的是未口服柚皮苷的志愿者的空白粪便（6 名受试者）加入柚皮苷、柚皮素，制成的质控样品分别置于常温、2~8 ℃、-20 ℃、-80 ℃过夜，再提取，测定。结果表明：室温放置 20 h 的粪便中，柚皮苷低于加入量 10%，柚皮素低于加入量 70%；表明尿液粪便总排泄占给药剂量百分比小于 30%，这是由于粪便中酶代谢造成的。在肠道中的代谢产物，据报道主要为柚皮苷和柚皮素的氧化产物、还原产物、葡萄糖醛酸结合物、硫酸酯结合物、环裂解产物等。[47]

第六节 本章小结

一、方法学研究

方法学从饮食控制、空白血浆筛查、内标物选择、酶量考察、体内酶干扰、提取方法、分析方法等方面优化，排除非药源性干扰，建立柚皮苷及其活性代谢物柚皮素在人血、尿、粪中 3 种精密、稳定、重现性好的分析方法并完成了方法学验证。

二、临床吸收研究

临床口服给药后，柚皮苷 $T_{max} = 2.09 \pm 1.15$ h，$t_{1/2} = 2.69 \pm 1.77$ h；柚皮素 $T_{max} = 3.62 \pm 3.19$ h，$t_{1/2} = 2.60 \pm 1.89$ h。柚皮苷的 C_{max}、AUC 不呈线性增长，柚皮素呈线性增长。

单次给药，个别受试者出现较大个体差异，需要后续临床试验继续结合疗效和不良反应进行综合判断。高脂饮食对临床药代参数无显著影响，多次给药在人体 6 d 达稳态浓度，药物无蓄积。

药代特征物种差异，提示不应直接将动物实验结果外推至人，应根据药代参数进行合理推断。药代特征性别差异提示临床男性和女性给药可能需要剂量调整。

三、临床代谢研究

通过研究柚皮苷口服给药后在人血浆、尿液、粪便中的代谢产物，共鉴定出 26 种代谢物。其中，血中 17 种，为 Ⅰ 相、Ⅱ 相及多酚类代谢物；尿中 16 种，以 Ⅱ 相代谢物为主；粪中 1 种，为柚皮素。发现其中 9 种仅为人体内的代谢物：野漆树苷、柚皮苷葡萄糖醛酸结合物、6 种柚皮素葡萄糖醛酸和硫酸酯结合物、圣草酚硫酸酯结合物。

四、临床排泄研究

剂量累积排泄率小于 30%，大部分药物在肠中被代谢；尿液 48 h、粪便 72 h 内排出体外。多次给药排泄参数表明，药物在人体内无明显蓄积。临床研究总排泄低于 30%，其可能的原因是食物干扰、粪便酶代谢。这一研究解释了柚皮苷的物料平衡；多次服药后药物未蓄积，表明其具有良好的安全性。

第三章 柚皮苷、柚皮素联合的群体药代动力学模型的构建

柚皮苷在 3 个物种（大鼠、犬、人）的血药浓度曲线中都出现多峰现象，不适合用经典药代模型（房室、非房室模型）计算药代参数。不适当的药代模型计算会导致药代动力学参数的不准确；非房室模型仅能描绘、不能预测血药浓度，会使临床药代－药效（PK-PD）研究变得困难。因此，迫切需要对柚皮苷药代模型进行研究，为临床 PK-PD 研究提供依据。

药代模型属理论研究，[57]故先用数学建模思路和计算机技术构建模型、计算参数，再用统计学对模型进行验证，以确保模型可靠性、实用性。药代模型的最终目的是描绘、预测个体或群体患者药物浓度，在临床研究中设计、预测患者的最佳给药方案。

本章采用大鼠、犬、人的柚皮苷口服单次给药数据，建立群体药代动力学模型，为柚皮苷临床药代－药效研究提供技术支撑。

第一节　柚皮苷、柚皮素血药浓度多峰现象及体内生理学过程概述

大鼠[36]、犬[37]、人口服柚皮苷后，出现柚皮苷和柚皮素多峰现象，有报道认为该现象是由柚皮苷、柚皮素的肝肠循环引起的。[109]柚皮苷在体内动态的变化过程如下：口服给药后，柚皮苷进入胃肠道，肠道菌群将其代谢为活性代谢物柚皮素及柚皮苷/柚皮素的羟基化、氢化、脱氢和乙酰化的代谢产物；[108]随后，这些代谢物主要通过门静脉运输到肝脏，[30]代谢成柚皮苷/柚皮素的葡萄糖醛酸和硫酸酯结合物；[107]最终肝脏中柚皮苷、柚皮素及二者的葡萄糖醛酸和硫酸酯结合物一部分进入体循环，另一部分被分泌入胆汁排泄到肠道粪便中，或在肠道中被重新吸收进入肝脏（肝肠循环）。[109]柚皮苷、柚皮素在体内生理学过程及产生血药浓度—时间曲线的多峰现象见图 3－1。

分析大鼠[36]、犬[37]、人血药浓度及药代动力学数据，多峰现象影响柚皮苷、柚皮素药代动力学参数的准确计算，特别是当第 2 个或第 3 个峰是第 1 个峰的 50%～100% 时，药物的半衰期比采用经典房室模型或非房室模型计算得到的半衰期更长。这是因为多峰现象的血药浓度—时间曲线不符合经典房室模型和非房室模型的假设前提。[57]经典房室模型的假设前提是数据符合一级吸收和消除，药物浓度呈指数下降；而非房室模型的假设前提是药物呈现线性的药代动力学，终点为血药浓度取对数后随时间成线性下降趋势。[57]由于数据不符合传统药代模型（房室模型和非房室模型）的假设前提，用经典模型计算的药代参数并不合理。使用不适当的

药代模型计算会导致药代动力学参数的错误,从而影响下一步给药剂量方案。因此,有必要建立合适的模型来描述和预测药物浓度,提高药物临床使用的安全性和有效性,最终为临床药代 – 药效研究提供支撑。

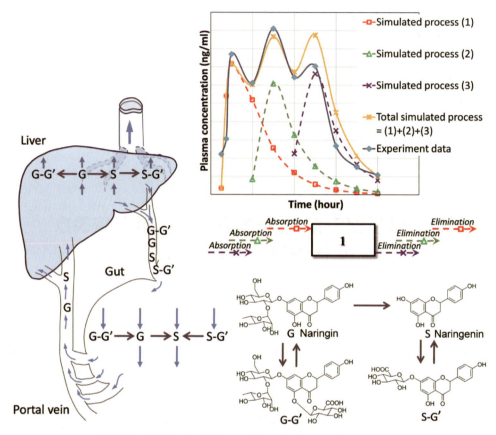

图 3 – 1　柚皮苷、柚皮素的血药浓度—时间曲线多峰现象及在体内生理学过程

图中,G 代表柚皮苷,S 代表柚皮素,G-G′代表柚皮苷葡萄糖醛酸结合物,S-G′代表柚皮素的葡萄糖醛酸结合物。

第二节 微积分模型的探索

一、大鼠、犬、人血药浓度数据收集

柚皮苷、柚皮素的药代动力学模型数据来自大鼠[36]、犬[37]药代动力学研究文献和本书第二章第三节"柚皮苷在人体内的吸收研究"血药浓度数据。40 只健康成年 SD 大鼠（180～220 g，每组 10 只，雌雄各半），[40]口服单次给药：10.5 mg/kg、21 mg/kg、42 mg/kg、168 mg/kg；18 只比格犬（10～14 kg，每组 6 只，雌雄各半），[37]口服单次给药：3.1 mg/kg、12.4 mg/kg、49.6 mg/kg。50 名健康受试者（男性和女性，每组 10 人，2 人服用安慰剂），年龄在 18～40 岁之间，体重≥50 kg，体重指数为 19～25，口服单次给药：40 mg、80 mg、160 mg、320 mg、480 mg。

大鼠采血点[36]为 0 h、0.25 h、0.5 h、0.75 h、1 h、2 h、3 h、4 h、6 h、8 h、12 h、24 h、36 h，犬采血点[37]为 0 h、0.5 h、1 h、1.5 h、2 h、3 h、4 h、6 h、8 h、10 h、12 h、24 h、36 h，人采血点为 0 h、0.25 h、0.5 h、0.75 h、1 h、2 h、3 h、4 h、5 h、6 h、7 h、8 h、10 h、12 h、14 h、16 h、24 h、36 h、48 h。3 个物种的血浆样品制备都采用 β - 葡萄糖醛酸水解酶孵育，先将柚皮苷和柚皮素葡萄糖醛酸和硫酸酯结合物水解为柚皮苷和柚皮素，再加入同位素内标物，乙酸乙酯液 - 液萃取，氮气吹干，复溶，最终进样液相质谱联用仪，测定柚皮苷和柚皮素含量。

二、微积分模型建立和参数测试过程

基于经典房室药代模型的思路，首先拟合一种新的微积分药代动力学模型。该模型的思路是假设药物在体内存在一个或几个一级动力学过程，这些过程都有不同的滞后时间，最终重叠在一起，形成血药浓度多峰现象。该模型遵循以下三个假设：①机体可以被描述为一个一房室模型；②口服给药后药物在体内是一个一级动力学过程，即一级吸收过程和一级消除过程；③药物在机体内总过程是由几个滞后的一级动力学过程叠加而成（图 3 - 2）。

微分模型根据"叠加"的数目可分为几种类型：①双叠加模型（$C_p = C_1 + C_2$，$f > 1$）；②双叠加模型（$C_p = C_1 + C_2$，$f < 1$）；③三叠加模型（$C_p = C_1 + C_2 + C_2$）；④微积分药物动力学模型结构。C_p = 模拟总过程在时间 t 的血药浓度（ng/mL），C_1 = 模拟过程（1）在时间 t 的血药浓度（ng/mL），C_2 = 模拟过程（2）在时间 t 的

血药浓度（ng/mL），C_3 = 模拟过程（3）在时间 t 的血药浓度（ng/mL），f = 系数，t_1 = 模拟过程（1）的滞后时间，t_2 = 模拟过程（2）的滞后时间，t_3 = 模拟过程（3）的滞后时间，k_a = 一阶吸收速率常数，k = 消除速率常数。

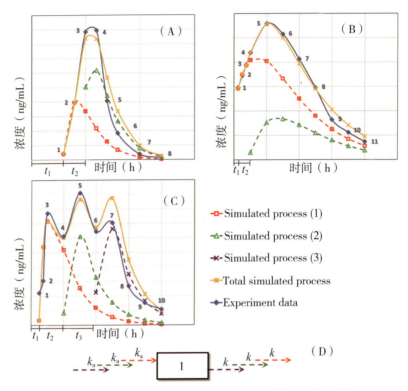

图 3-2　微积分药代模型的类型及其血药浓度—时间曲线

根据上述假设，结合药代动力学经典房室模型中的口服吸收的血药浓度公式，[57] 拟合的微积分药代模型血药浓度（C_p）与时间 t 的公式如下：

$$C_1 = \frac{Fk_aD_0}{V_D(k_a-k)} \cdot [e^{-k(t-t_1)} - e^{-k_a(t-t_2)}] \quad \text{公式（3-1）}$$

$$C_2 = f \cdot \frac{Fk_aD_0}{V_D(k_a-k)} \cdot [e^{-k(t-t_1-t_2)} - e^{-k_a(t-t_1-t_2)}] \quad \text{公式（3-2）}$$

$$C_n = f \cdot \frac{Fk_aD_0}{V_D(k_a-k)} \cdot [e^{-k(t-\sum_{i=2}^{n}t_i)} - e^{-k_a(t-\sum_{i=2}^{n}t_i)}] \quad \text{公式（3-3）}$$

$$c_p = \sum_{i=1}^{n} C_i \quad \text{公式（3-4）}$$

公式中 F = 生物利用度，D_0 = 给药剂量（ng），V_D = 表观分布容积，n = 叠加次数（$n>1$）。

公式（3-1）可以转化成公式（3-5）：

第三章 柚皮苷、柚皮素联合的群体药代动力学模型的构建

$$C_1 = \left[\frac{Fk_aD_0}{V_D(k_a-k)} \cdot e^{kt_1}\right] \cdot e^{-kt} - \left[\frac{Fk_aD_0}{V_D(k_a-k)} \cdot e^{k_at_1}\right] \cdot e^{-k_at} \quad 公式（3-5）$$

公式（3-1）至公式（3-3）可以转化为公式（3-6）至公式（3-10）：

$$C_1 = A \cdot e^{-kt} - B \cdot e^{-k_at} \quad 公式（3-6）$$

$$C_2 = f \cdot [A \cdot e^{-k(t-t_2)} - B \cdot e^{-k_a(t-t_2)}] \quad 公式（3-7）$$

$$C_n = f \cdot [A \cdot e^{-k(t-\sum_{i=2}^{n}t_i)} - B \cdot e^{-k_a(t-\sum_{i=2}^{n}t_i)}] \quad 公式（3-8）$$

$$A = \frac{Fk_aD_0}{V_D(k_a-k)} \cdot e^{kt_1} \quad 公式（3-9）$$

$$B = \frac{Fk_aD_0}{V_D(k_a-k)} \cdot e^{k_at_1} \quad 公式（3-10）$$

血药浓度—时间曲线的消除阶段可以计算出消除速率常数 k。例如，当药物浓度 $C_p = C_1 + C_2 + C_3$ 进入药物消除阶段时，过程（1）、过程（2）、过程（3）药物吸收已经完成，$t \gg t_2、t_3$。C_1、C_2 都近似为0，因此，公式（3-4）简化为：

$$c_p = f \cdot (A \cdot e^{kt}) \quad 公式（3-11）$$

公式两侧同时取自然对数：

$$\ln C_p = \ln(f \cdot A) - kt \quad 公式（3-12）$$

以 $\ln C_p$ 为纵坐标，时间 t 为横坐标作图，图中直线的斜率是 $-k$，截距是 $\ln f \cdot A$。首先假设 $f=1$，此时截距简化为 $\ln A$。当血药浓度在吸收阶段，此时过程（2）、过程（3）和过程（1）药物消除尚未开始，从较早时间（如最开始血药浓度的3~5个点）的血浆水平—时间曲线的吸收阶段计算出一阶吸收速率常数（k_a）。将计算得到的 A 和 k 值代入公式（3-6），并两边取自然对象，得到公式（3-13）：

$$\ln(A \cdot e^{kt} - C_p) = \ln B - k_at \quad 公式（3-13）$$

斜率等于 $-k_a$，截距等于 $\ln B$。

公式（3-9）除以公式（3-10），并把结果等式两侧取自然对数，可以计算出 t_1。

$$t_1 = \frac{\ln A - \ln B}{k - k_a} \quad 公式（3-14）$$

得到 A、B、k_a、k 后，$C_p = C_1$ 方程的偏差均值（DM）可由定量限（$LLOQ$）以上所有数据点计算得到。若 DM 值远大于40%，则叠加次数可能大于1，见图3-2。对公式（3-7）中的 t_2 和 f 进行求解并同时调整，使 DM 值最小，当 DM 值仍远远大于40%时，表明可能重叠不止2次。再次求解 t_3 及其对应的 DM，以此类推，直到 DM 值小于40%。t_2 和 t_3 通常由浓度峰值时间决定，f 与浓度峰值相关。

由于在药物浓度达到峰值（C_{max}），此时药物的吸收速率等于消除速率，即药物速率的变化率为0。因此，多峰现象的药物，浓度到达每个峰 C_{max}，即当 $C_p = C_1$、$C_p = C_1 + C_2$、$C_p = C_1 + C_2 + C_3$，药物浓度微分方程得到浓度变化率应为0，即：

$$\frac{dC_p}{dt} = B \cdot k_a \cdot e^{-k_at} - k \cdot A \cdot e^{-kt} = 0 \quad 公式（3-15）$$

$$\frac{dC_p}{dt} = B \cdot k_a(1+fe^{k_a t_2}) \cdot e^{-k_a t} - A \cdot k(1+fe^{kt_2}) \cdot e^{-kt} = 0 \quad 公式（3-16）$$

$$\frac{dC_p}{dt} = B \cdot k_a[1+fe^{k_a t_2}+fe^{k_a(t_2+t_3)}]e^{-k_a t} - A \cdot k[1+fe^{kt_2}+fe^{k(t_2+t_3)}]e^{-kt} = 0$$

$$公式（3-17）$$

T_{max} 值可通过公式（3-15）至公式（3-17）依次求得，即当 $C_p = C_1$ 时，血药浓度为一个峰；$C_p = C_1 + C_2$ 时，有 2 个峰；$C_p = C_1 + C_2 + C_3$ 时，有 3 个峰。为求得 $t_{1/2}$，将求得的 C_{max} 值的 1/2 带入对应的 C_p 公式得出此时时间值，再减去 T_{max} 值就是 $t_{1/2}$。AUC_{0-t} 直接用梯形法则求算，并根据一级动力学方程求得 $AUC_{t-\infty}$。

$$[AUC]_t^\infty = \frac{C_p}{k} \quad 公式（3-18）$$

$$[AUC]_t^\infty = [AUC]_0^t + [AUC]_t^\infty \quad 公式（3-19）$$

$$V_D = \frac{FD_0}{k[AUC]_t^\infty} \quad 公式（3-20）$$

$$Cl = kV_D \quad 公式（3-21）$$

三、微积分模型验证方法

在提出微积分模型后，用百分比差均值（DM）来计算预测值与实测值之间偏差，公式如下：

$$DM(\%) = \frac{1}{n} \times \sum_{i=1}^{n} \left| \frac{(C_i - C_i')}{(C_i + C_i')/2} \right| \times 100\% \quad 公式（3-22）$$

公式中 C_i 为实测值，C_i' 为预测值（高于定量限），n 是所有参与检验点的个数。

四、微积分模型结果与讨论

1. 微积分模型的类型

根据"叠加"次数，在大鼠、犬、人中柚皮苷和柚皮素的药物浓度特征分为 5 种类型（图 3-3）。

2. 微积分模型的药代参数

由微积分模型求得大鼠、犬、人药代参数，见表 3-1。本模型与第二章第三节"柚皮苷在人体内的吸收研究"中采用经典非房室模型比较，可发现大鼠、犬、人的半衰期显著性变化；微积分模型更接近于实测值，半衰期更长；表明对于多峰现象药物，采用经典非房室模型计算药代参数，半衰期会比实际值短；而微积分模型接近于实测值，对数据的描绘预测更佳。

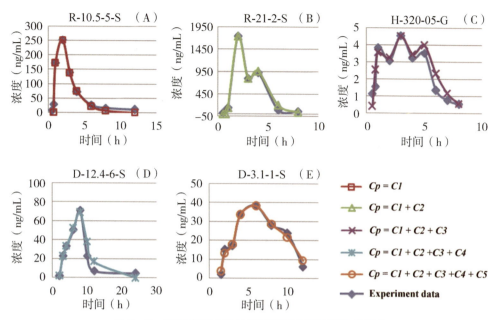

图 3-3　不同类型微积分模型的药物预测值和实测值

大鼠、犬、人微积分模型共有 5 种类型：（A）1 次叠加；（B）2 次叠加；（C）3 次叠加；（D）4 次叠加；（E）5 次叠加。

3. 微积分模型验证

微积分模型验证结果见图 3-4。

4. 微积分模型存在的问题

（1）模型验证取样不够随机，验证的次数不够多。

（2）微积分手动计算工作量大，为应对临床大规模数据处理，应采用软件系统进行模型构建和验证。

虽然微积分模型有一定的缺陷，但也为下一步模型建立提供了思路。根据微积分模型的思路，结合国际主流软件系统建立、验证药代模型，验证过程采用电脑随机抽样、多种统计学方法大量验证以表明模型适用性，最终建立合适的药代模型。

表 3-1 大鼠、犬、人微积分模型的药代参数

Groups	$t_{1/2}$ (h)	T_{max} (h)	C_{max} (ng/mL)	AUC_{0-t} (h·ng/mL)	$AUC_{0-\infty}$ (h·ng/mL)	V_d (L)	CL (L/h)
Rat-10.5-PO-S	2.43±2.26	2.12±1.44	220.0±96.07	597.9±213.2	605.5±212.6	2.78±0.87	1.83±0.71
Rat-21-PO-S	2.87±2.49	2.57±1.23	743.8±977.8	1997±2151	2067±2139	6.48±9.66	1.76±1.22
Rat-42-PO-S	2.81±1.44	3.04±1.53	1351±1113	4560±4144	4651±4144	4.62±6.50	1.67±1.55
Rat-168-PO-S	5.43±5.62	4.78±2.31	2288±1354	11906±5293	12467±5763	7.86±12.04	1.86±1.87
Dog-3.1-PO-G	1.88±1.11	1.32±0.08	43.69±9.57	112.9±62.59	133.8±77.44	665.6±157.1	351.3±160.7
Dog-12.4-PO-G	1.00±0.50	0.88±0.36	87.53±43.40	114.8±49.84	121.2±51.86	1410±915	1409±534.5
Dog-49.6-PO-G	1.55±0.56	1.25±1.37	92.48±72.92	207.5±82.29	222.0±81.71	5325±2613	2949±917.1
Dog-3.1-PO-S	4.05±1.25	4.89±0.74	40.75±13.65	175.6±64.16	194.3±65.02	208.9±210.0	102.5±49.04
Dog-12.4-PO-S	2.91±0.95	5.83±0.58	86.01±27.66	399.7±169.0	457.3±205.9	420.0±199.5	191.6±114.1
Dog-49.6-PO-S	3.49±1.38	6.04±2.20	216.94±59.99	1073±366.5	1277±708.6	594.8±213.3	260.4±101.6
Human-40-G	2.78±0.85	1.38±0.64	2.42±0.88	9.20±3.97	10.89±3.97	20211±10612	8142±2598
Human-80-G	2.43±0.90	1.46±0.58	3.46±1.02	12.01±2.43	13.45±2.84	12615±4322	6186±1350
Human-160-G	2.57±1.30	1.58±0.99	5.47±3.44	22.78±9.47	24.72±9.19	15818±11268	7292±2755
Human-320-G	2.94±1.21	1.39±0.66	8.12±5.71	44.28±29.37	46.82±30.66	21559±8328	9816±6011
Human-480-G	2.80±1.15	1.52±0.81	4.62±2.17	23.88±8.51	25.61±8.37	57305±30000	21347±9771
Human-160-S	2.77±0.94	7.27±2.55	27.26±16.71	120.9±75.70	127.8±74.59	1657±1232	824±610
Human-320-S	4.80±1.94	9.05±2.57	69.07±48.58	428.0±141.3	471.8±125.5	1204±625.9	341±104
Human-480-S	4.57±1.74	9.75±2.09	100.7±64.51	651.3±296.0	674.7±301.2	1390±1406	547±668

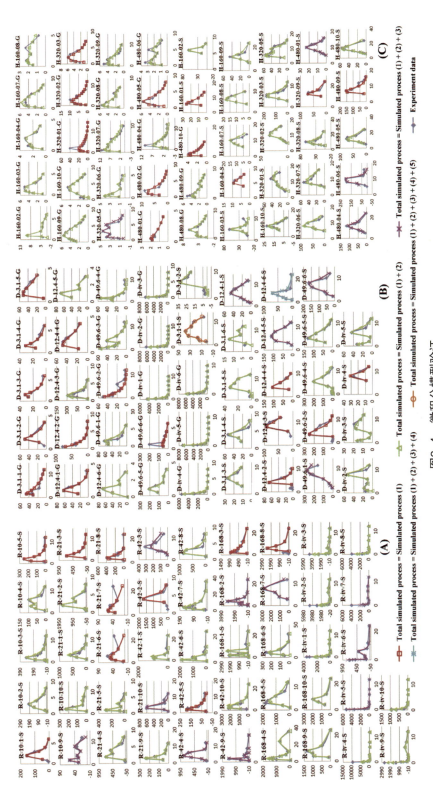

图3-4 微积分模型验证
(A) 大鼠; (B) 犬; (C) 人。

第三节　群体药代动力学模型的构建与验证

群体药代动力学（PPK）将数学模型与群体统计学模型结合，研究药物体内过程的群体规律、药代动力学参数的统计分布及其影响因素。本节采用国际主流NONMEM软件（7.3版本）构建柚皮苷群体药代动力学模型。在模型建立过程中，借鉴前期的微积分药代模型的研究思路和成果，采用一级交互算法进行计算。该算法最大迭代次数为9999。模型采用的血药浓度—时间数据来自大鼠、犬、人密集采样，低于定量限的数据在数据处理过程中被设置为"BQL"，不参与模型的建立和验证。

一、群体药代动力学模型构建与参数测试

首先对模型的房室设置尝试传统药代模型，[59-65]如一房室模型和二房室混合模型、零阶和一阶混合的二房室线性模型、非线性混合模型，但模型始终无法收敛，验证无法通过。

柚皮苷与柚皮素在体内生理学过程特点如下：①柚皮苷在肝脏[107]和肠道[108]中都发生代谢，生成柚皮素，二者存在关联关系；②柚皮苷、柚皮素在体内都存在肝肠循环。[105]

首先，尝试对房室设置进行测试。由于柚皮素是柚皮苷的代谢物，因此需把柚皮苷与柚皮素作为关联性化合物放入同一药代模型中，并设置胃肠道房室、肝脏房室（中心房室）、胆囊房室。在外周房室设置时，分别测试柚皮苷、柚皮素，发现柚皮苷外周房室的存在使模型测试效果更好，柚皮素外周房室则效果较差。因此，房室设置为柚皮苷胃肠道房室、柚皮素胃肠道房室、柚皮苷肝脏房室（中心房室）、柚皮素肝脏房室（中心房室）、胆囊房室、柚皮苷外周房室，测试效果理想。

然后，对各房室之间速率常数 k 的设置尝试众多假设，并进行测试。k 表示体内动态生理学过程，并借鉴前期微积分模型的研究成果，以微分方程的形式写入程序后，整个模型呈现收敛状态，模型验证可通过并符合要求。

在胃肠道房室和肝脏房室，假设是基于柚皮苷代谢过程和柚皮素血药浓度远大于柚皮苷而设定，并进行测试。肠道、肝脏中的柚皮苷都可转化为柚皮素，假设转化速率常数 $k_{16}=k_{24}$。体循环中柚皮素的量远大于柚皮苷的量，假设柚皮苷吸收速率常数低于柚皮素，即吸收速率常数 $k_{64}>k_{12}$。3个物种血药浓度—时间曲线都在吸收相出现滞后时间，[36-37]滞后时间被引入模型进行测试，发现柚皮苷不设滞后时间

而柚皮素设滞后时间使模型验证效果更好。

在胆囊房室，假设是基于胆囊功能和肝肠循环而设定，并进行测试。由于柚皮苷与柚皮素随胆汁释放和清空，同时进入并排出胆囊房室，所以假设胆汁释放速率常数 $k_{25} = k_{45}$，胆汁清空速率常数 $k_{51} = k_{56}$。肝肠循环过程中，胆囊在短时间内迅速排空，假设胆汁清空速率常数为较大的数值。由于胆囊排空过程存在间歇性，故假设胆汁清空通过特定开关功能控制。对胆汁清空开始时间和持续时间进行了测试：大鼠、犬清空开始时间根据测试最优值确定，人清空开始时间参考实际用餐时间（人：给药 4 h 后和 10 h 后进餐），最终测试出最优值。胆汁迅速排空使其持续时间很短，在清空持续时间窗 0.005～0.1 h 内进行测试，最终确定最佳值。

模型参数以吸收速率常数（k_{64}，k_{12}）、消除速率常数（k_{20}，k_{40}）、胆汁释放速率常数（k_{25}，k_{45}）、胆汁清空常数（k_{51}，k_{56}）、转化速率常数（k_{16}，k_{24}）、转运速率常数（k_{23}，k_{32}）的形式表达。

药代参数以吸收速率常数（k_{12}，k_{64}）、消除速率常数（k_{20}，k_{40}）、中心房室表观分布容积（V_2，V_4）、外周房室表观分布容积（V_3）、房室之间清除率（Q_{23}）的形式表达。

研究过程中，把个体特征作为模型协变量进行考察，大鼠、犬模型的协变量为性别及体重，人模型的协变量为性别、年龄、体重、体重指数及给药后进餐时间。

二、群体药代动力学模型验证方法

1. 图形法（graphical displays approach）

（1）拟合优度图（goodness of fit，GOF）：用以进行直观评价，包括个体预测值（IPRED）-实测值（OBS），条件权重残差（CWRES）-个体预测值（IPRED）的散点分布诊断曲线。

（2）正态分布预测分布误差（hormalized prediction distribution error，NPDE）：用作图和统计学检验预测误差分布；如 NPDE 符合正态分布，则模型良好。

（3）模型预测诊断图（visual predictive check，VPC）：基于模型仿真和图形判断仿真的数据是否分布在实测值的可信置信区间。

2. 重新取样法（resampling approach）

采用准确性更好的自举取样法（bootstrap approach）。该方法从原始数据中随机抽取 n 个数值，组成新样本，然后对该样本进行参数计算。此过程重复一定次数后，得出的参数 90% 置信区间和原模型计算结果进行统计学比较，验证模型的稳定性和准确性。

大鼠、犬、人采用自举取样法中的内部验证法，验证次数为 1000 次。

三、群体药代动力学模型结果与讨论

1. 模型结构及公式结果与讨论

由于柚皮苷在体内受肠、肝脏代谢和肝肠循环的影响,呈现复杂药代动力学特征。传统的药代动力学房室、非房室模型不能准确描述和预测这种复杂的行为,对于这类化合物,需要更复杂的模型来整合复杂的代谢和消除过程,并描述肝肠循环过程。

本节采用681个柚皮苷和695个柚皮素数据建立群体药代动力学模型。在模型建立初期,曾尝试文献报道的联合群体药代动力学模型,对描述柚皮苷和柚皮素的代谢和处置过程采取不同的方法。

第一种模型采用Bertrand等人[131]报道的模型,未包括胃肠道房室、胆囊房室、外周房室,只包括了柚皮苷肝脏房室、柚皮素肝脏房室、柚皮苷在肝脏中代谢过程、肝脏的首过效应,结果模型不能描述两种药物体内过程。尽管我们考虑了柚皮苷、柚皮素在肝脏中的代谢及二者的首过效应,仍需完善模型中对肝肠循环和肠代谢过程的描述。

第二种模型采用Soulele等人[132]报道的模型,包括胃肠道房室、胆囊房室、肝肠循环过程、柚皮苷肝脏房室、柚皮素肝脏房室、柚皮苷在肝脏中代谢过程、肝脏的首过效应、柚皮苷外周房室,结果模型仍不理想。

第三种模型采用了Jiao等人[61]报道的模型,包括胃肠道房室、胆囊房室、肝肠循环过程、柚皮苷肝脏房室、柚皮素肝脏房室、柚皮苷在肝脏中代谢过程、肝脏的首过效应、柚皮苷外周房室、柚皮素外周房室,结果模型仍未成功。

本团队也曾尝试加入更多房室,或更多PK模型参数,如增加解释粪便消除的消除速率常数,或肝脏首过效应及肝肠循环的比例参数进行测试,但未改善模型拟合情况,在许多情况下导致模型不收敛。这种联合的多室模型除可能增加复杂性,还可能出现参数可识别性问题和模型评估困难问题。[133-134]

最终,根据柚皮苷在体内真实的生理过程,结合微积分模型思路,本团队提出一种柚皮苷和柚皮素联合的群体药代动力学模型,并通过验证,使柚皮苷临床理论研究更加深入。柚皮苷和柚皮素联合的群体药代动力学模型见图3-5。

这一模型的重要特征:①关联柚皮苷和柚皮素,体现柚皮苷经肠、肝脏代谢成柚皮素的真实生理学过程;②首次加入肠代谢房室,阐述肠代谢影响血药浓度多峰现象药代模型;③加入胆囊房室,体现柚皮苷、柚皮素肝肠循环过程;④柚皮苷符合二房室特征,柚皮素符合一房室特征;⑤采用3个物种数据,体现模型对大鼠、犬、人具有良好适用性。

这一模型详细描述如下(图3-5):柚皮苷给药后,胃肠道房室中一部分柚皮苷(1)以k_{12}速率常数吸收进入肝脏房室(2),同时胃肠道房室中另一部分柚皮苷

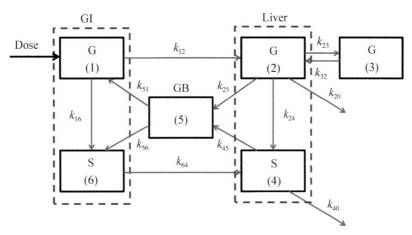

图 3-5 柚皮苷、柚皮素联合的群体药代动力学模型示意

图中：G 代表柚皮苷，S 代表柚皮素。(1) 代表柚皮苷胃肠道房室；(2) 代表柚皮苷肝脏房室（中心房室）；(3) 代表柚皮苷外周房室；(4) 代表柚皮素肝脏房室（中心房室）；(5) 代表胆囊房室；(6) 代表柚皮素胃肠道房室。

能以 k_{16} 速率常数转化成胃肠道房室中柚皮素 (6)；柚皮苷和柚皮素分别以 k_{12} 和 k_{64} 速率常数到达各自肝脏房室 (2) 和 (4)；在柚皮苷肝脏房室 (2)，柚皮苷以清除速率常数 k_{20} 排出体外，或以转运速率常数 k_{23} 和 k_{32} 分布到外周房室 (3) 和转运回肝脏房室 (2)，或以转化速率常数 k_{24} 转化为柚皮素；柚皮素在肝脏房室 (4) 以清除速率常数 k_{40} 排出体外；柚皮苷、柚皮素在各自肝脏房室 (2) 和 (4) 分别以胆汁释放速率常数 k_{25}、k_{45} 转移到胆囊房室。二者被特定开关功能控制，在特定时间点以胆汁清空速率常数 k_{51}、k_{56} 迅速进入柚皮苷、柚皮素的胃肠道房室 (1) 和 (6)。胆汁分泌模拟一级动力学过程，并可模拟间歇性胆囊房室排空。

图 3-5 对应的模型微分方程见公式 (3-23) 至公式 (3-28)，公式中 X_n 代表第 n 个房室中的药物量；t 代表时间变量；GBE 代表一个二进制因子（数值取 0 或 1），当 $GBE=0$ 时模拟胆囊房室未发生清空的情况，当 $GBE=1$ 时模拟发生胆囊房室清空（$GBE=1$）。

$$\frac{dX_1}{dt} = -(k_{12}+k_{16}) \cdot X_1 + GBE \cdot k_{51} \cdot X_5 \quad\text{公式 (3-23)}$$

$$\frac{dX_2}{dt} = k_{12} \cdot X_1 - (k_{25}+k_{24}+k_{20}+k_{23}) \cdot X_2 + k_{32} \cdot X_3 \quad\text{公式 (3-24)}$$

$$\frac{dX_3}{dt} = -k_{32} \cdot X_3 + k_{23} \cdot X_2 \quad\text{公式 (3-25)}$$

$$\frac{dX_4}{dt} = k_{24} \cdot X_2 - (k_{45}+k_{40}) \cdot X_4 + k_{64} \cdot X_6 \quad\text{公式 (3-26)}$$

$$\frac{dX_5}{dt} = k_{25} \cdot X_2 - GBE \cdot (k_{51}+k_{56}) \cdot X_5 + k_{45} \cdot X_4 \quad\text{公式 (3-27)}$$

$$\frac{dX_6}{dt} = -k_{64} \cdot X_6 + GBE \cdot k_{16} \cdot X_1 + GBE \cdot k_{56} \cdot X_5 \qquad 公式（3-28）$$

2. 药代模型参数结果与讨论

大鼠、犬、人药代模型参数结果见表3-2。比较药代模型参数物种差异：

（1）吸收。k_{12}犬 > 大鼠 ≈ 人，表明柚皮苷在犬中的吸收最快；k_{64}人 > 犬 > 大鼠，表明柚皮素在人中吸收最快。

（2）分布。表观分布容积：V_2（柚皮苷中心房室）、V_3（柚皮苷外周房室）、V_4（柚皮素中心房室），大鼠、犬中 $V_3 > V_2 > V_4$，人中 $V_2 > V_3 > V_4$，表明柚皮苷在中央、外周房室中浓度低、分布多，与实际药代特征相符。

（3）代谢。$k_{16} = k_{24}$，人 > 犬 > 大鼠，表明柚皮苷代谢成柚皮素在人体内速率最快。

（4）消除。人中心房室的清除率 CL_{20}（柚皮苷中心房室）与大鼠接近，CL_{40}（柚皮素中心房室）与大鼠、犬接近，表明柚皮苷清除在人与大鼠中更为相似，柚皮素清除则3个物种相似。

（5）多峰现象。$k_{45} = k_{25}$ 及 $k_{51} = k_{56}$，人 > 犬 > 大鼠，提示柚皮苷在犬中进胆囊快，出胆囊慢，多峰之间间隔近，可能合并成几个峰组成的大峰，多峰现象虽存在，却难于直观通过血药浓度—时间曲线发现；大鼠进胆囊慢，出胆囊快，多峰之间间隔可能更远，提示多峰现象易于被观察到；人进胆囊快，出胆囊也快，多峰之间间隔在大鼠、犬之间。

（6）肝肠循环。比较胆汁清空开始时间 MT，人 > 犬 > 大鼠，表明柚皮素在体内的滞后时间人 > 犬 > 大鼠，随着体重和体表面积的逐渐增加，柚皮素在机体内被检测到的时间逐渐延长，与真实观察到的情况一致。

综上所述，药代模型参数理论分析结果与第二章的试验结果吻合，说明这一模型可反映柚皮苷、柚皮素在体内真实药代过程，可用于挖掘柚皮苷在3个物种的药代特征。

3. 协变量的结果与讨论

大鼠、犬、人的个体特征见表3-3。本节研究由于采用3个物种成年、健康个体的数据建立模型，协变量差异小于20%，不需进行协变量筛选。[58]

表 3-2 大鼠、犬、人群体药代模型参数

Parameters	Humans			Dogs			Rats		
	Values	90% CI	Inter-individual variability (%)	Values	90% CI	Inter-individual variability (%)	Values	90% CI^a	Inter-individual variability (%) 90% CI (%)^a
k_{12} (1/h)	0.372	FIX	21.0	1.51	3.71~21.2	29.7 8.1~76.0	0.408		47.4
CL_{20} (L/h)	15500	FIX	FIX	8.94	1.6~15.0		100	FIX	99.8
V_2 (L)	13300	FIX	63.0	118	59.3~181.6	66.3 23.1~121.1	44.2		
Q (L/h)	21.5	FIX	FIX	35.8	22.4~93.5		1490		89
V_3 (L)	5300	FIX	169.1	817	108.4~4162	337.5 138.4~1089.7	4410		77.7
V_4 (L)	327	269.2~450.5	127.3 103.7~154.3	2.03	0.58~11.2	34.5 6.2~144	1		41.5
CL_{40} (L/h)	84.1	83.2~110.2	53.2 21.0~53.7	1.29	0.40~3.82		0.227		
MT (h)	4.0	3.67~4.39	15.2 11.7~19.8	2.78	1.42~2.89		0.732		1
$k_{16}=k_{24}$	0.338	0.310~0.421		0.0851	0.026~0.229		0.0085		
$k_{25}=k_{45}$	0.747	0.688~1.04	69.6 38.3~71.4	0.557	0.077~0.881	96.3 65.1~299.1	0.0056		9.3
$k_{51}=k_{56}$	0.619	0.39~1.00	355 275.8~407.0	0.0004	0.0001~0.0198		0.0968		
Bladder emptying T (h)	0.0056	FIX		0.01			0.01	FIX	
k_{64}	2.9	0.576~2.90	266.3 144.5~282.2	0.669	0.062~3.913	55.4%	0.0148		
Prop. Res. error (%)	42.2	39.1~45.9		49.5	43.4~55.8		66.2		

表中 FIX 表示此参数为根据模型拟合结果设定的固定值,不需估算。

^{a} 由于在大鼠体内,柚皮苷 1 h 内降至 C_{max} 的 20% 以下,无法在 1 h 内采到足够多的点;柚皮素在大鼠体内的半衰期稍长,没有前述问题,但由于和柚皮苷相关联,其 90% 置信区间参数求算受到影响,软件未算出数值。

表3-3 群体药代动力学模型中大鼠（$n=40$）、犬（$n=18$）和人（$n=40$）的个体特征

物种	名称	个体特征（均值±SD）
大鼠	性别	雄性（20），雌性（20）
	体重（g）	201.3±4.8
犬	性别	雄性（9），雌性（9）
	体重（kg）	11.55±0.92
人	性别	男性（28），女性（12）
	体重（kg）	60.2±7.2
	年龄（岁）	28.6±5.0
	体重指数	21.9±1.4
	给药后午饭时间（h）	4.03±0.03
	给药后晚饭时间（h）	10.03±0.01

4. 模型验证结果与讨论

大鼠、犬、人的验证结果见图3-6至图3-11。验证结果表明：

（1）观测值-预测值图：3个物种观测值与预测值基本相同，图中所有点紧密、均匀地分布在$y=x$附近，所有点趋势线（红色虚线）基本和$y=x$（黑色实线）重合，表明预测值与实测值吻合良好，符合要求。

（2）条件加权残差-预测值图：若在±3或±4之间，表明条件加权残差小，符合要求。3个物种中，犬与人的柚皮苷、柚皮素的条件加权残差-预测值图大部分点落在±2之间，表明模型拟合度良好；大鼠在-2～3之间，说明拟合度略差。

（3）正态分布图：结果表明3个物种数据服从正态分布，符合统计学要求。

Q-Q图：3个物种点实测值（实线）均匀分布在趋势线中位数（中间虚线）两端，且在趋势线的95%置信区间（两侧虚线范围）内，表明拟合良好。

直方图：3个物种都明显数据集中在横坐标±1.96之间，且实测值（实线）基本在中位数（中间的虚线）的95%置信区间范围（虚线区间）内，说明数据呈正态分布，拟合良好。

NPDE-Time图：随给药时间（横坐标）变化，3个物种实测值的中位值（红色实线）在95%置信区间内（中间红色虚线范围），实测值的95分位值（上方蓝色实线）在95%置信区间内（上方蓝色虚线范围），实测值的5分位值（下方蓝色色实线）在95%置信区间内（下方蓝色虚线范围），表明随着给药时间的变化，预测值与实测值很接近，该模型对不同时间的药物浓度预测均符合要求。

NPDE-PRED图：随药物浓度（横坐标）变化，3个物种实测值的中位值（红色实线）在95%置信区间内（中间红色虚线范围），实测值的95分位值（上方蓝

色实线）在95%置信区间内（上方蓝色虚线范围），实测值的5分位值（下方蓝色色实线）在95%置信区间内（下方蓝色虚线范围），表明尽管药物浓度高低相差近百倍，预测值与实测值很接近，该模型对不同药物浓度预测均符合要求。

（4）预测诊断图（VPC）：3个物种的实测值的中位数（红色实线）落在预测值中位数的95%置信区间（红色条带）内，实测值的95分位值（上方红色虚线）在预测值95分位值的95%置信区间内（上方浅蓝色条带），实测值的5分位值（下方红色虚线）在预测值5分位值的95%置信区间内（下方浅蓝色条带），表明实测值和预测值良好拟合，符合统计学要求。

（5）自举取样法：采用内部验证法对大鼠、犬、人进行验证，验证次数为1000次。软件自行从原始数据中随机抽取 n 个数值，组成新样本，然后对样本进行计算。此过程重复1000次后，得出参数90%置信区间和原模型计算结果进行统计学比较，犬、人数据中位数落在其90%置信区间内，表明自举取样法验证模型的结果理想，模型具良好稳定性和准确性。大鼠模型验证发现，由于柚皮苷浓度在1 h内降至 C_{max} 的20%以下，无法在1 h内采到足够多的点；柚皮素在大鼠体内的半衰期较长，无该问题，但由于和柚皮苷相关联，自举取样法验证结果受到影响，软件无法算出90%置信区间，大鼠自举取样法验证效果比犬、人的模型稍差。结合图形验证法综合考虑，大鼠模型验证结果略差，但亦符合统计学要求。

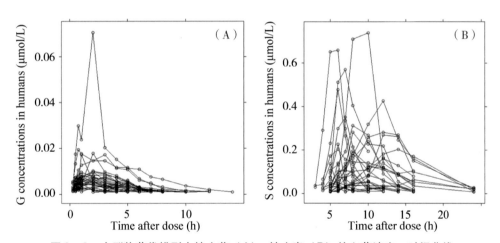

图3-6 人群体药代模型中柚皮苷（A）、柚皮素（B）的血药浓度—时间曲线

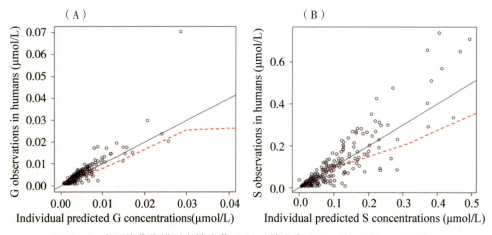

图3-7 人群体药代模型中柚皮苷（A）、柚皮素（B）的观测值（OBS）-预测值（IPRED）

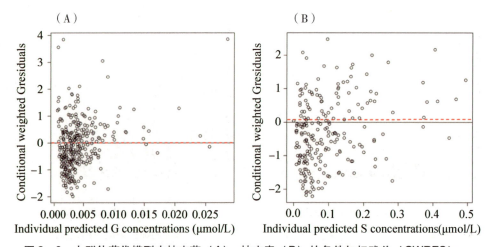

图3-8 人群体药代模型中柚皮苷（A）、柚皮素（B）的条件加权残差（CWRES）-预测值（IPRED）

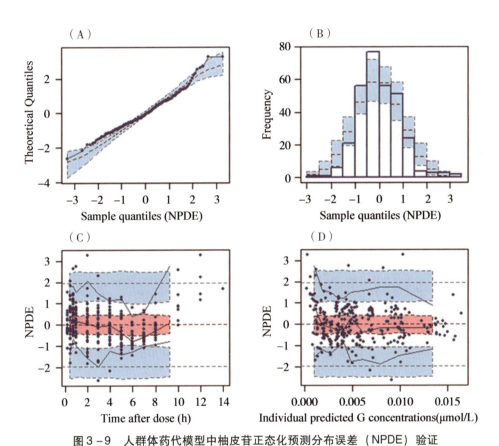

图3-9 人群体药代模型中柚皮苷正态化预测分布误差（NPDE）验证

（A）NPDE Quantile-quantile plot；（B）NPDE histogram；（C）NPDE scatter plot versus time；（D）NPDE scatter plot versus the individual predicted (IPRED) concentrations plots。

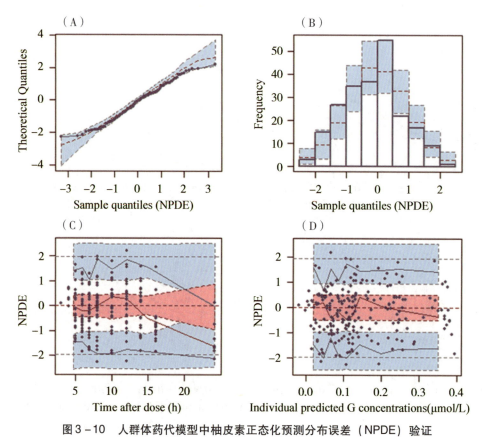

图3-10 人群体药代模型中柚皮素正态化预测分布误差（NPDE）验证

（A）NPDE Quantile-quantile plot；（B）NPDE histogram；（C）NPDE scatter plot versus time；（D）NPDE scatter plot versus the individual predicted (IPRED) concentrations plots。

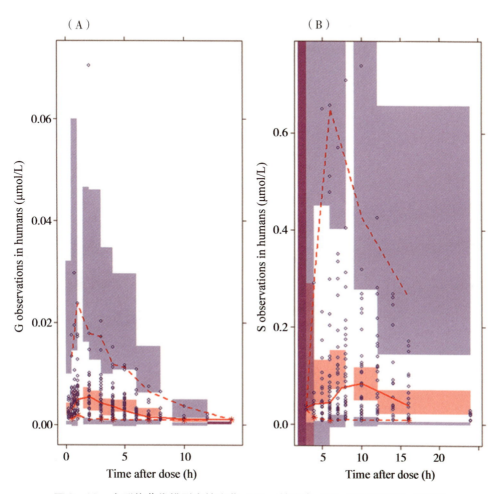

图 3-11　人群体药代模型中柚皮苷（A）、柚皮素（B）预测诊断图（VPC）

第四节　本 章 小 结

完成柚皮苷人体吸收、代谢、排泄的研究后，我们发现：①药代参数采用非房室模型计算结果不准确；②非房室模型不能预测血药浓度，会使临床药代-药效（PK-PD）研究变得困难，故迫切需建立合适的药代模型。

本章采用国际主流软件 NONMEM，首次建立 3 个物种（大鼠、犬、人）中柚皮苷、柚皮素联合群体药代动力学模型。此模型首次发现并阐述柚皮苷、柚皮素肠代谢对多峰现象药代模型的影响，并通过了验证；可准确描绘、预测柚皮苷和柚皮素血药浓度，为后续柚皮苷临床研究提供了依据。

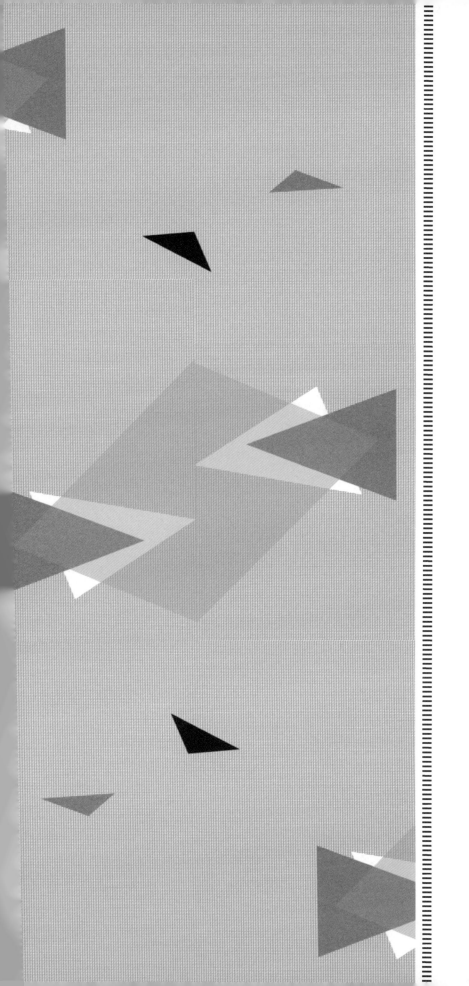

第四章　全书总结

柚皮苷是南药化橘红的主要活性成分，由于其具有止咳、化痰、消炎等作用且安全、有效、质量可控，有良好的市场应用前景。

柚皮苷在临床前（大鼠、犬）药代研究表现出物种、性别差异，使临床前药代特征难于外推至人；其血药浓度曲线的多峰现象，使通过现有药代模型难于准确计算其药代参数，无法预测药物浓度，使临床药代-药效（PK-PD）研究变得困难。

本书的目的：①全面、深入研究柚皮苷在人体药代特征，计算药代、排泄参数，鉴定代谢物，为柚皮苷Ⅱ期临床制定合理的给药剂量提供依据；分析药代特征物种、性别差异，为柚皮苷临床用药方案的制定提供参考。②在3个物种（大鼠、犬、人）中建立适合的多峰现象的药代模型，为临床药代-药效研究提供技术支撑。

本团队采用液相色谱-质谱联用技术，对柚皮苷在人体内的吸收、代谢、排泄进行全面、深入的研究。首先考察饮食控制方案、空白血浆筛查方案、内标物选择、酶量考察、体内酶干扰、提取方法、分析方法等因素，排除非药源性干扰，然后在人血浆、尿液、粪便中建立同时测定柚皮苷和柚皮素的分析方法，并通过了验证。本团队测定了人血浆、尿液和粪便中柚皮苷、柚皮素的浓度，计算了临床药代、排泄参数，鉴定了代谢产物，并进行了物种、性别差异分析。

人体吸收研究表明，除柚皮素半衰期（$t_{1/2}$ = 2.60 ± 1.89 h）和大鼠、犬无显著差异外，柚皮苷在人体内的药代过程（T_{max} = 2.09 ± 1.15 h，$t_{1/2}$ = 2.69 ± 1.77 h）和柚皮素在人体内的吸收过程（T_{max} = 3.62 ± 3.19 h），较大鼠、犬延长。3个物种中，柚皮苷和柚皮素 AUC 相差甚远；柚皮苷 AUC 随剂量不呈线性增长，柚皮素 AUC 呈线性增长。高脂饮食对柚皮苷和柚皮素药代参数无显著影响。临床多次给药，6天达稳态浓度，药物无明显蓄积。

代谢研究表明，柚皮苷在人体内共有26种代谢物，首次发现了9种仅在人体中存在的代谢物，代谢物种类和数量均与大鼠、犬存在物种差异。

排泄研究表明，以柚皮苷和柚皮素两种形式排出体外的剂量累积排泄率小于30%，其余大部分受食物干扰无法被测定或在肠中被代谢；并在尿液（48 h）、粪便（72 h）中排出体外，较大鼠和犬的排泄时间延长。

总之，柚皮苷和柚皮素在吸收、代谢、排泄方面存在物种、性别差异。

本书用3个物种（大鼠、犬、人）血药浓度数据，构建了柚皮苷/柚皮素联合群体药代动力学模型，以描述和预测柚皮苷和柚皮素在大鼠、犬、人体中的药代动力学特征。建模数据包括40只大鼠（10.5 mg/kg、21 mg/kg、42 mg/kg 和168 mg/kg）、18只犬（3.1 mg/kg、12.4 mg/kg 和49.6 mg/kg）、40名人类受试者（40 mg/人、80 mg/人、160 mg/人、320 mg/人和480 mg/人）。这一模型首次设置肠道代谢房室，阐述肠代谢对多峰现象药代模型的影响。经验证，该模型在不同物种间具有良好适用性，可准确挖掘柚皮苷和柚皮素在大鼠、犬、人的药代特征，描绘、预测血药浓度，为临床药代-药效研究提供了依据。

本书的研究内容，不仅具有理论意义，而且具有实用价值，值得推广应用。

参 考 文 献

[1] 刘一杰, 薛永常. 植物黄酮类化合物的研究进展 [J]. 中国生物工程杂志, 2016, 36 (9): 81 - 86.

[2] 代雄, 颜杰宽, 甘秀海. 黄酮类化合物研究进展 [J]. 贵州师范学院学报, 2013, 29 (9): 38 - 43.

[3] 裴利宽, 郭宝林. 黄酮类化合物吸收和代谢研究进展 [J]. 中国药学杂志, 2006, 41 (8): 568 - 573.

[4] CERPY V, MORAND C, BESSON C, et al. Quercetin, but not its glycosides, is absorption from the rat stomach [J]. Journal of agricultural and food chemistry, 2002, 50 (3): 618 - 621.

[5] PISKULAM K, YAMAKOSHI J, IWAI Y. Daidzein and genistein but not theirglucosides are absorbed from the rat stomach [J]. FEBS letters, 1999, 447 (2 - 3): 287 - 291.

[6] PASSAMONTI S, VRHOVSEK U, VANZO A, et al. The stomach as a site for anthocyanins absorption from food [J]. FEBS letters, 2003, 544 (1 - 3): 210 - 213.

[7] SPENCER J P E, CHOWRIMOOTOO G, CHOUDHURY R, et al. The small intestine can both absorb and glucuronidate luminal flavonoids [J]. FEBS letters, 1999, 458 (6): 224 - 230.

[8] HOLLMAN C H, DE VERIES J H M, VAN LEEUWEN S D, et al. Absorpion of dietary quercetin glycosides and quercetin in healthy ileostomy volunteers [J]. American journal of clinical nutrition, 1995, 62 (6): 1276 - 1282.

[9] DAY A J, CAADA F J, DAZ J C, et al. Dietary flavonoid and isoflavone glycosides are hydrolysed by the lactase site of lactase phlorizin hydrolase [J]. FEBS letters, 2000, 468 (2 - 3): 166 - 170.

[10] WILKINSON A P, GEE J M, DUPONTM S, et al. Hydrolysis by lactase phlorizin hydrolase is the first step in the uptake of daidzein glucosidesby rat small intestine in vitro [J]. Xenobiotica, 2003, 33 (3): 255 - 264.

[11] SESINK A L, ARTS I C, FASSEN-PETERS M, et al. Intestinal uptake of quercetin-3-glucoside in rats involves hydrolysis by lactase phlorizin hydrolase [J]. Journal of nutrition, 2003, 133 (3): 773 - 776.

[12] ARTS I C, SESINK A L, FAASSEN-PETERS M, et al. The type of sugarmoiety is a major determinant of the small intestinal uptake and subsequent biliary excretion of dietary quercetin glycosides [J]. British journal of nutrition, 2004, 91 (6): 841 - 847.

[13] NEMETH K, PLUMB G W, BERRIN J G, et al. Deglycosylation by small intesti-

nal epithelial cell beta-glucosidases is a critical step in the absorption and metabolism of dietary flavonoid glycosides in humans [J]. European journal of nutrition, 2004, 45 (3): 31 -42.

[14] NEMETH K, PLUMB G W, BERRIN J G, et al. Deglycosylation by small intestinal epithelial cell beta-glucosidases is a critical step in the absorption and metabolism of dietary flavonoid glycosides in humans [J]. European journal of nutrition, 2003, 42 (1): 29 -42.

[15] CRESPY V, MORAND C, MANACH C, et al. Part of quercetin absorbed in the small intestine is conjugated and further secreted in the intestinal lumen [J]. Americal journal of physiology, 1999, 277 (1): G120 - G126.

[16] BOKKENHEUSER V D, SHACKLETON C H, WINTER J. Hydrolysis of dietary flavonoid glycosides by strains of intestinal Bacteroides from humans [J]. Biochemical journal, 1987, 248 (3): 953 -956.

[17] KIM D H, KIMS Y, PARK S Y, et al. Metabolism of quercitrin by human intestinal bacteria and its relation to some biological activities [J]. Biological and pharmaceutical bulletin, 1999, 22 (7): 749 -751.

[18] YANG X W, HAO M, HATTORI M. Metabolite analysis for chemical constituents of traditional chinese medicines [M]. 1st edition. Beijing: Chinese Medical and Pharmaceutical Science and Technology Press, 2003: 42 -45.

[19] NIELSENS E, BREINHOLT V, JUSTESEN U, et al. In vitro biotransformation of flavonoids by rat livermicrosomes [J]. Xenobiotica, 1998, 28 (4): 389 -401.

[20] YODOGAWA S, ARAKAWA T, SUGIHARA N, et al. Glucurono and sulfo-conjugation of kaempferol in rat liver subcellular preparations and cultured hepatocytes [J]. Biological and pharmaceutical bulletin, 2003, 26 (8): 1120 -1124.

[21] GRADOLATTO A, CANIVENC-LAVIER M C, BASLY J P, et al. Metabolism of apigenin by liverphase I and phase II enzymesand by isolated perfused rat liver [J]. Drug metabolism and disposition, 2004, 32 (1): 58 -65.

[22] MANACH C, MORAND C, TEXIER O, et al. Quercetin metabolites in plasma of rats fed diets containing rutin or quercetin [J]. Journal of nutrition, 1995, 125 (7): 1911 -1922.

[23] MANACH C, MORAND C, TEXIER O, et al. Bioavailability of rutin and quercetin in rats [J]. FEBS letters, 1997, 409 (1): 12 -16.

[24] MANACH C, MORAND C, CRESPY V, et al. Quercetin is recovered in human plasma as conjugated derivatives which retain antioxidant properties [J]. FEBS letters, 1998, 426 (3): 331 -336.

[25] MATSUMOTO T, KANEKO A, KOSEKI J, et al. Pharmacokinetic Study of bioac-

tive flavonoids in the traditional japanese medicine keigairengyoto exerting antibacterial effects against staphylococcus aureus [J]. International journal of molecular science, 2018, 19 (2): pii E328.

[26] TERAO J, MUROTA K, KAWAI Y. Conjugated quercetin glucuronides as bioactive metabolites and precursors of aglycone in vivo [J]. Food and function, 2011, 2 (1): 11 – 17.

[27] JIN Y, TIAN T, MA Y, et al. Simultaneous determination of ginsenoside Rb1, naringin, ginsenoside Rb2 and oridonin in rat plasma by LC-MS/MS and its application to a pharmacokinetic study after oral administration of Weifuchun tablet [J]. Journal of chromatography B analytical technologies in the biomedical and life sciences, 2015, 1000: 112 – 119.

[28] LI X, XIAO H, LIANG X, et al. LC-MS/MS determination of naringin, hesperidin and neohesperidin in rat serum after orally administrating the decoction of Bulpleurum falcatum L. and Fractus aurantii [J]. Journal of pharmaceutical and biomedical analysis, 2004, 34 (1): 159 – 166.

[29] LU Y, LI N, DENG Y, et al. Simultaneous determination of icariin, naringin and osthole in rat plasma by UPLC-MS/MS and its application for pharmacokinetic study after oral administration of Gushudan capsules [J]. Journal of chromatography B analytical technologies in the biomedical and life sciences, 2015, 993 – 994: 75 – 80.

[30] TSAI Y J, TSAI T H. Mesenteric lymphatic absorption and the pharmacokinetics of naringin and naringenin in the rat [J]. Journal of agricultural and food chemistry, 2012, 60 (51): 12435 – 12442.

[31] WEN J, QIAO Y, YANG J, et al. UPLC-MS/MS determination of paeoniflorin, naringin, naringenin and glycyrrhetinic acid in rat plasma and its application to a pharmacokinetic study after oral administration of Si-Ni-San decoction [J]. Journal of pharmaceutical and biomedical analysis, 2012, 66: 271 – 277.

[32] ZENG X, SU W, LIU H, et al. Simultaneous determination of rosuvastatin, naringin and naringenin in rat plasma by RRLC-MS/MS and its application to a pharmacokinetic drug interaction study [J]. Journal of chromatographic science, 2018, 56 (7): 611 – 618.

[33] ZENG X, SU W, ZHENG Y, et al. Pharmacokinetics, tissue distribution, metabolism, and excretion of naringin in aged rats [J]. Frontiers in pharmacology, 2019, 10: 0034.

[34] ISHII K, FURUTA T, KASUYA Y. Mass spectrometric identification and high-performance liquid chromatographic determination of a flavonoid glycoside naringin in

human urine [J]. Journal of agricultural and food chemistry, 2000, 48 (1): 56 - 59.

[35] XIONG X, JIANG J, DUAN J, et al. Development and validation of a sensitive liquid chromatography-tandem mass spectrometry method for the determination of naringin and its metabolite, naringenin, in human plasma [J]. Journal of chromatographic science, 2014, 52 (7): 654 - 660.

[36] 杨翠平. 柚皮苷在大鼠体内的吸收动力学研究 [D]. 广州: 中山大学, 2009: 37 - 79.

[37] 刘孟华. YPG-03 质量控制方法的构建及毒代动力学研究 [D]. 广州: 中山大学, 2010: 80 - 110.

[38] DAY A J, BAO Y, MORGAN M R, et al. Conjugation position of quercetin glucuronides and effect on biological activity [J]. Free radical biology and medicine, 2000, 29 (2): 1234 - 1243.

[39] 陈永钧, 龙晓英, 潘素静, 等. 黄酮类化合物的药效机制及构效关系研究进展 [J]. 中国实验方剂学杂志, 2013, 19 (11): 337 - 344.

[40] 唐涌连, 彭志刚, 杨杰, 等. 芒果苷对白血病 HL-60 细胞侵袭能力的影响 [J]. 中药药理与临床, 2010, 21 (3): 15 - 17.

[41] 黄华艺, 农朝赞, 郭凌霄, 等. 芒果苷对肝癌细胞增殖的抑制和凋亡的诱导 [J]. 中华消化杂志, 2002, 22 (6): 341.

[42] 徐贵发, 赵秀兰, 赵丽. 麦胚黄酮类提取物诱导乳腺癌细胞株凋亡的作用 [J]. 营养学报, 2000, 22 (1): 43 - 46.

[43] 李荣, 刘明华, 任美萍, 等. 皂角刺总黄酮对 HCT116 细胞增殖和凋亡的影响 [J]. 中药药理与临床, 2010, 21 (4): 23 - 25.

[44] 刘海军, 刘可越, 吴家忠, 等. 款冬花中抑制肺癌细胞 LA795 增殖的活性成分研究 [J]. 复旦大学学报 (自然科学版), 2009, 48 (1): 125 - 129.

[45] 顾生玖, 杨娜, 朱开梅. 槲皮素抑制人鼻咽癌 CNE2 细胞生长并诱导其凋亡的研究 [J]. 中国实验方剂杂志, 2011, 17 (13): 192 - 194.

[46] 苗维纳, 沈映君, 曾晓荣, 等. 葛根素对豚鼠心肌细胞动作电位及有效不应期的影响 [J]. 中国药理学通报, 2001, 17 (5): 565 - 569.

[47] 林秋实, 陈吉棣. 山楂及山楂黄酮预防大鼠脂质代谢紊乱的分子机制研究 [J]. 营养学报, 2000, 22 (2): 131 - 136.

[48] 吕纪华, 贺敏, 黄建春, 等. 玉郎伞黄酮对心肌缺血再灌注损伤心肌组织 ATP 酶和凋亡蛋白的影响 [J]. 中国实验方剂学杂志, 2010, 16 (13): 162 - 166.

[49] SOTO C, RECOBA R, BARRON H, et al. Silymarin increases antioxidant enzymes in alloxan-induced diabetes in rat pancreas [J]. Comparative biochemistry and

physiology C-toxicology and pharmacology, 2003, 136 (3): 205 - 212.

[50] 全吉淑, 尹学哲, 柳明洙, 等. 大豆异黄酮对 α-葡萄糖苷酶抑制作用的研究 [J]. 中草药, 2005, 36 (9): 101 - 103.

[51] 李楠, 范颖, 贾旭鸣, 等. 黄芪不同有效部位对糖尿病模型大鼠血清胰岛素、脂联素的影响 [J]. 中国实验方剂学杂志, 2011, 17 (5): 44 - 46.

[52] 王雅, 李家寅, 赵春萌, 等. 沙枣黄酮提取工艺、抗氧化及抑菌活性研究 [J]. 食品工业科技, 2013, 34 (4): 273 - 279.

[53] 周新, 李宏杰. 黄酮类化合物的生物活性及临床应用进展 [J]. 中国新药杂志, 2007, 16 (5): 350 - 355.

[54] 翟硕, 李娜, 陈蓓宁, 等. 水飞蓟在治疗慢性肝炎中的研究进展 [J]. 中国临床药理学与治疗学, 2019, 24 (5): 573 - 579.

[55] 刘海霞, 程云霞. 黄芩苷联合抗生素治疗老年社区获得性肺炎疗效观察 [J]. 实用中医药杂志, 2016, 32 (2): 145 - 146.

[56] DE VRIES J H, JANSSEN P L, HOLLMAN P C, et al. Consumption of quercetin and kaempferol in free living subjects eating a variety of diets [J]. Cancer letters, 1997, 114 (1): 141 - 144.

[57] SHARGEL L, YU A B C. Applied biopharmaceutics and pharmacokinetics [M]. Edition 7. New York: McGraw-Hill Education, 2016: 472.

[58] BONATE P L. Pharmacokinetic-pharmacodynamic modeling and Simulation [M]. Edition 2. New York: Springer Science + Business Media, 2011: 264.

[59] LEHR T, STAAB A, TILLMANN C, et al. A quantitative enterohepatic circulation model: development and evaluation with tesofensine and meloxicam [J]. Clinical pharmacokinetics, 2009, 48 (8): 529 - 542.

[60] JIN S J, BAE K S, CHO S H, et al. Population pharmacokinetic analysis of simvastatin and its active metabolite with the characterization of atypical complex absorption kinetics [J]. Pharmaceutical research, 2014, 31 (7): 1801 - 1812.

[61] JIAO Z, DING J J, SHEN J, et al. Population pharmacokinetic modelling for enterohepatic circulation of mycophenolic acid in healthy Chinese and the influence of polymorphisms in UGT1A9 [J]. British journal of clinical pharmacology, 2008, 65 (6): 893 - 907.

[62] HUNTJENS D R, STROUGO A, CHAIN A, et al. Population pharmacokinetic modelling of the enterohepatic recirculation of diclofenac and rofecoxib in rats [J]. British journal of pharmacology, 2008, 153 (5): 1072 - 1084.

[63] IBARRA M, VÁZQUEZ M, FAGIOLINO P, et al. Population pharmacokinetic model to analyze nevirapine multiple-peaks profile after a single oral dose [J]. Journal of pharmacokinetics and pharmacodynamics, 2014, 41 (4): 363 - 373.

[64] MAHMOOD I. Pharmacokinetic analysis of the absorption characteristics of diclofenac sodium in man by use of a multi-segment absorption model [J]. Journal of pharmacy and pharmacology, 1996, 48 (12): 1260 – 1263.

[65] MARKLUND M, STRöMBERG E A, LæRKE H N, et al. Simultaneous pharmacokinetic modeling of alkylresorcinols and their main metabolites indicates dual absorption mechanisms and enterohepatic elimination in humans [J]. Journal of nutrition, 2014, 144 (11): 1674 – 1680.

[66] 李沛波, 王永刚, 吴忠, 等. 以化橘红为基源的一类新药柚皮苷的临床前研究 [J]. 中山大学学报 (自然科学版), 2015, 54 (6): 1 – 5.

[67] RANGASWAMI S, SESHADRI T R, VEERARAGHAVIAH J. Constitution of naringin: the position of the sugar group [J]. Proceedings of the Indian academy of sciences, 1939, 9 (4): 328 – 332.

[68] 国家药典委员会. 中国药典 [M]. 第一部. 北京: 中国医药科技出版社, 2015: 74.

[69] BHARTI S, RANI N, KRISHNAMURTHY B, et al. Preclinical evidence for the pharmacological actions of naringin: a review [J]. Planta medica, 2014, 80 (6): 437 – 451.

[70] CHEN Y, WU H, NIE Y C, et al. Mucoactive effects of naringin in lipopolysaccharide-induced acute lung injury mice and beagle dogs [J]. Environmental toxicolology and pharmacology, 2014, 38 (1): 279 – 287.

[71] CHEN Y, NIE Y C, LUO Y L, et al. Protective effects of naringin against paraquat-induced acute lung injury and pulmonary fibrosis in mice [J]. Food and chemical toxicology, 2013, 58: 133 – 140.

[72] LIU Y, WU H, NIE Y C, et al. Naringin attenuates acute lung injury in LPS-treated mice by inhibiting NF-κB pathway [J]. International immunopharmacology, 2011, 11 (10): 1606 – 1612.

[73] LIU Y, SU W W, WANG S, et al. Naringin inhibits chemokine production in an LPS-induced RAW 264.7 macrophage cell line [J]. Molecular medicine reports, 2012, 6 (6): 1343 – 1350.

[74] NIE Y C, WU H, LI P B, et al. Naringin attenuates EGF-induced MUC5AC secretion in A549 cells by suppressing the cooperative activities of MAPKs-AP-1 and IKKs-IκB-NF-κB signaling pathways [J]. European journal of pharmacology, 2012, 690 (1 – 3): 207 – 213.

[75] LUO Y L, LI P B, ZHANG C C, et al. Effects of four antitussives on airway neurogenic inflammation in a guinea pig model of chronic cough induced by cigarette smoke exposure [J]. Inflammation research, 2013, 62 (12): 1053 – 1061.

[76] LUO Y L, ZHANG C C, LI P B, et al. Naringin attenuates enhanced cough, airway hyperresponsiveness and airway inflammation in a guinea pig model of chronic bronchitis induced by cigarette smoke [J]. International immunopharmacology, 2012, 13 (3): 301 – 307.

[77] NIE Y C, WU H, LI P B, et al. Anti-inflammatory effects of naringin in chronic pulmonary neutrophilic inflammation in cigarette smoke-exposed rats [J]. Journal of medicinal food, 2012, 15 (10): 894 – 900.

[78] JIAO H Y, SU W W, LI P B, et al. Therapeutic effects of naringin in a guinea pig model of ovalbumin-induced cough-variant asthma [J]. Pulmonary pharmacology and therapeutics, 2015, 33: 59 – 65.

[79] GAO S, LI P, YANG H, et al. Antitussive effect of naringin on experimentally induced cough in *Guinea* pigs [J]. Planta medica, 2011, 77 (1): 16 – 21.

[80] AJAY M, GILANI A U, MUSTAFA M R. Effects of flavonoids on vascular smooth muscle of the isolated rat thoracic aorta [J]. Life sciences, 2003, 74 (5): 603 – 612.

[81] SAPONARA S, TESTAI L, IOZZI D, et al. (±) -Naringenin as large conductance Ca^{2+}-activated K^+ (BKCa) channel opener in vascular smooth muscle cells [J]. British journal of pharmacology, 2006, 149 (8): 1013 – 1021.

[82] YOW T T, PERA E, ABSALOM N, et al. Naringin directly activates inwardly rectifying potassium channels at an overlapping binding site to tertiapin-Q [J]. British journal of pharmacology, 2011, 163 (5): 1017 – 1033.

[83] IKEMURA M, SASAKI Y, GIDDINGS J C, et al. Preventive effects of hesperidin, glucosyl hesperidin and naringin on hypertension and cerebral thrombosis in stroke-prone spontaneously hypertensive rats [J]. Phytother research, 2012, 26 (9): 1272 – 1277.

[84] RAJADURAI M, PRINCE P S. Preventive effect of naringin on cardiac mitochondrial enzymes during isoproterenol-induced myocardial infarction in rats: a transmission electron microscopic study [J]. Journal of biochemical and molecular toxicology, 2007, 21 (6): 354 – 361.

[85] RAJADURAI M, PRINCE P S. Preventive effect of naringin on isoproterenolinduced cardiotoxicity in Wistar rats: an in vivo and in vitro study [J]. Toxicology, 2007, 232 (3): 216 – 225.

[86] RAJADURAI M, PRINCE P S. Preventive effect of naringin on cardiac markers, electrocardiographic patterns and lysosomal hydrolases in normal and isoproterenol-induced myocardial infarction in Wistar rats [J]. Toxicology, 2007, 230 (2 – 3): 178 – 188.

［87］ RAJADURAI M, PRINCE P S. Preventive effect of naringin on lipid peroxides and antioxidants in isoproterenol-induced cardiotoxicity in Wistar rats: biochemical and histopathological evidences ［J］. Toxicology, 2006, 228 (2-3): 259-268.

［88］ RANI N, BHARTI S, MANCHANDA M, et al. Regulation of heat shock proteins 27 and 70, p-Akt/p-eNOS and MAPKs by naringin dampens myocardial injury and dysfunction in vivo after ischemia/reperfusion ［J］. PLoS One, 2013, 8 (12): e82577.

［89］ PARMAR H S, JAIN P, CHAUHAN D S, et al. DPP-IV inhibitory potential of naringin: an in silico, in vitro and in vivo study ［J］. Diabetes research and clinical practice, 2012, 97 (1): 105-111.

［90］ JUNG U J, LEE M K, JEONG K S, et al. The hypoglycemic effects of hesperidin and naringin are partly mediated by hepatic glucose-regulating enzymes in C57BL/KsJ-db/db mice ［J］. Journal of nutrition, 2004, 134 (10): 2499-2503.

［91］ JUNG U J, LEE M K, PARK Y B, et al. Effect of citrus flavonoids on lipid metabolism and glucose-regulating enzyme mRNA levels in type-2 diabetic mice ［J］. International journal of biochemistry and cell biology, 2006, 38 (7): 1134-1145.

［92］ PU P, GAO D M, MOHAMED S, et al. Naringin ameliorates metabolic syndrome by activating AMP-activated protein kinase inmice fed a high-fat diet ［J］. Archives of biochemistry biophysics, 2012, 518 (1): 61-70.

［93］ XULU S, OROMA OWIRA P M. Naringin ameliorates atherogenic dyslipidemia but not hyperglycemia in rats with type 1 diabetes ［J］. Journal of cardiovascular pharmacology, 2012, 59 (2): 133-141.

［94］ PANG W Y, WANG X L, MOK S K, et al. Naringin improves bone properties in ovariectomized mice and exerts oestrogen-like activities in rat osteoblast-like (UMR-106) cells ［J］. British journal of pharmacology, 2010, 159 (8): 1693-1703.

［95］ WONG R W, RABIE A B. Effect of naringin on bone cells ［J］. Journal of orthopaedic research, 2006, 24 (11): 2045-2050.

［96］ WU J B, FONG Y C, TSAI H Y, et al. Naringin-induced bone morphogenetic protein-2 expression via PI3K, Akt, c-Fos/c-Jun and AP-1 pathway in osteoblasts ［J］. European journal of pharmacology, 2008, 588 (2-3): 333-341.

［97］ LI L, ZENG Z, CAI G. Comparison of neoeriocitrin and naringin on proliferation and osteogenic differentiation in MC3 T3-E1 ［J］. Phytomedicine, 2011, 18 (11): 985-989.

［98］ HABAUZIT V, SACCO S M, GIL-IZQUIERDO A, et al. Differential effects of two citrus flavanones on bone quality in senescent male rats in relation to their bioavailability and metabolism ［J］. Bone, 2011, 49 (5): 1108-1116.

[99] CHEN L L, LEI L H, DING P H, et al. Osteogenic effect of Drynariae rhizoma extracts and Naringin on MC3 T3-E1 cells and an induced rat alveolar bone resorption model [J]. Archives of oral biology, 2011, 56 (12): 1655-1662.

[100] LI P, WANG S, GUAN X, et al. Six months chronic toxicological evaluation ofnaringin in Sprague-Dawley rats [J]. Food and chemical toxicology, 2014, 66: 65-75.

[101] LI P, WANG S, GUAN X, et al. Acute and 13 weeks subchronic toxicological evaluation of naringin in Sprague-Dawley rats [J]. Food and chemical toxicology, 2013, 60: 1-9.

[102] LIU M, YANG C, ZOU W, et al. Toxicokinetics of naringin, a putative antitussive, after 184-day repeated oral administration in rats [J]. Environmental toxicology and pharmacology, 2011, 31 (3): 485-489.

[103] SILBERBERG M, GIL-IZQUIERDO A, COMBARET L, et al. Flavanone metabolism in healthy and tumor-bearing rats [J]. Biomedicine and pharmacotherapy, 2006, 60 (9): 529-535.

[104] O'LEARY K A, DAY A J, NEEDS P W, et al. Flavonoid glucuronides are substrates for human liver beta-glucuronidase [J]. FEBS letters, 2001, 503 (1): 103-106.

[105] 邹威. 柚皮苷在大鼠体内的组织分布、代谢和排泄研究 [D]. 广州: 中山大学, 2013: 115-188.

[106] LIU M, ZOU W, YANG C, et al. Metabolism and excretion studies of oral administered naringin, a putative antitussive, in rats and dogs [J]. Biopharmaceutics and drug disposition, 2012, 33 (3): 123-134.

[107] 范罗嫡. 柚皮苷、柚皮素与I/II相代谢酶相互作用研究 [D]. 广州: 中山大学, 2015: 16-78.

[108] CHEN T, SU W, YAN Z, et al. Identification of naringin metabolites mediated by human intestinal microbes with stable isotope-labeling method and UFLC-Q-TOF-MS/MS [J]. Journal of pharmaceutical and biomedical analysis, 2018, 161: 262-272.

[109] MA Y, LI P, CHEN D, et al. LC/MS/MS quantitation assay for pharmacokinetics of naringenin and double peaks phenomenon in rats plasma [J]. International journal of pharmacology, 2006, 307 (2): 292-299.

[110] LIU J, YAO J, ZHANG J. Naringenin attenuates inflammation in chronic obstructive pulmonary disease in cigarette smoke induced mouse model and involves suppression of NF-κB [J]. Journal of microbiology and biotechnology, 2018, 28 (1): 10061.

[111] 国家药典委员会. 中国药典 [M]. 第四部. 北京：中国医药科技出版社, 2015：9012.

[112] SCANDLYN M J, STUART E C, ROSENGREN R J. Sex-specific differences in CYP450 isoforms in humans [J]. Expert opinion on drug metabolism and toxicology, 2008, 4 (4)：413 – 424.

[113] HE X, PING O, YUAN Z, et al. Eriodictyol protects against Staphylococcus aureus-induced lung cell injury by inhibiting alpha-hemolysin expression [J]. World journal of microbiology and biotechnology, 2018, 34 (5)：64 – 71.

[114] CHEN Z, ZHENG S, LI L, et al. Metabolism of flavonoids in human：a comprehensive review [J]. Current drug metabolism, 2014, 15 (1)：48 – 61.

[115] LIN S P, HOU Y C, TSAI S Y, et al. Tissue distribution of naringenin conjugated metabolites followingrepeated dosing of naringin to rats [J]. Biomedicine (Netherlands), 2014, 4 (3)：1 – 6.

[116] HSIU S L, HUANG T Y, HOU Y C, et al. Comparison of metabolic pharmacokinetics of naringin and naringenin in rabbits [J]. Life sciences, 2002, 70 (13)：1481 – 1489.

[117] WANG M J, CHAO P D L, HOU Y C, et al. Pharmacokinetics and conjugation metabolism of naringin and naringenin in rats after single dose and multiple dose administrations [J]. Journal of food and drug analysis, 2006, 14 (3)：247 – 253.

[118] ORREGO-LAGARON N, MARTINEZ-HUELAMO M, VALLVERDU-QUERALT A, et al. High gastrointestinal permeability and local metabolism of naringenin：influence of antibiotic treatment on absorption and metabolism [J]. British journal of nutrition, 2015, 114 (2)：169 – 180.

[119] MATA-BILBAO M D, ANDRES-LACUEVA C, ROURA E, et al. Absorption and pharmacokinetics of grapefruit flavanones in beagles [J]. British journal of nutrition, 2007, 98 (1)：86 – 92.

[120] VALLEJO F, LARROSA M, ESCUDERO E, et al. Concentration and solubility of flavanones in orange beverages affect their bioavailability in humans [J]. Journal of agricultural and food chemistry, 2010, 58 (10)：6516 – 6524.

[121] ZHANG J M, BRODBELT J S. Screening flavonoid metabolites of naringin and narirutin in urine after human consumption of grapefruit juice by LC-MS and LC-MS/MS [J]. Analyst, 2004, 129 (12)：1227 – 1233.

[122] 阮飞盈, 陈日道, 李建华, 等. 毛霉对柚皮素硫酸酯化 [J]. 中国中药杂志, 2014, 39 (11)：2039 – 2042.

[123] MULLEN W, ARCHEVEQUE M A, EDWARDS C A, et al. Bioavailability and

metabolism of orange juice flavanones inhumans: impact of a full-fat yogurt [J]. Journal of agricultural and food chemistry, 2008, 56 (23): 11157 – 11164.

[124] LABIB S, ERB A, KRAUS M, et al. The pig caecummodel: a suitable tool to study the intestinal metabolism of flavonoids [J]. Molecular nutrition and food research, 2004, 48 (4): 326 – 332.

[125] PEREIRA-CARO G, BORGES G, HOOFT J, et al. Orange juice (poly) phenols are highlybioavailable in humans [J]. American journal of clinical nutrition, 2014, 100 (5): 1378 – 1384.

[126] RECHNER A R, SMITH M A, KUHNLE G, et al. Colonic metabolism of dietary polyphenols: influence of structure on microbial fermentation products [J]. Free radical biology and medicine, 2004, 36 (2): 212 – 225.

[127] ZOU W, LUO Y L, LIU M H, et al. Human intestinal microbial metabolism of naringin [J]. European journal of drug metabolism and pharmacokinetics, 2015, 40 (3): 363 – 367.

[128] JENNER A M, RAFTER J, HALLIWELL B. Human fecal water content of phenolics: the extent of colonic exposure to aromatic compounds [J]. Free radical biology and medicine, 2005, 38 (6): 763 – 772.

[129] SCHOEFER L, MOHAN R, SCHWIERTZ A, et al. Anaerobic degradation of flavonoids by Clostridium orbiscindens [J]. Applied and environmental microbiology, 2003, 69 (10): 5849 – 5854.

[130] SIMONS A L, RENOUF M, HENDRICH S, et al. Human gut microbial degradation of flavonoids: structure-function relationships [J]. Journal of agricultural and food chemistry, 2005, 53 (10): 4258 – 4263.

[131] BERTRAND J, LAFFONT C M, MENTRÉ F, et al. Development of a complex parent-metabolite joint population pharmacokinetic model [J]. AAPS journal, 2011, 13 (3): 390 – 404.

[132] SOULELE K, KARALIS V. Development of a Joint Population Pharmacokinetic Model of Ezetimibe and Its Conjugated Metabolite [J]. European journal of pharmaceutical sciences, 2019, 128: 18 – 26.

[133] EVANS N D, GODFREY K R, CHAPMAN M J, et al. An identifiability analysis of a parent-metabolite pharmacokinetic model for ivabradine [J]. Journal of pharmacokinetics and pharmacodynamics, 2001, 28 (1): 93 – 105.

[134] SACCOMANI M P, THOMASETH K. The union between structural and practical identifiability makes strength in reducing oncological model complexity: a case study [J]. Complexity, 2018, 201: 2380650 – 2380660.

附录 I 缩略词表

缩写	全称
Accumulation Index	药物蓄积指数
AUC	曲线下峰面积
BQL	低于定量下限
C_{max}	最大药物浓度
C_{av}^{ss}	多次给药稳态平均药物浓度
CFR	美国联邦法规法典
CWRES	条件权重残差
GCP	良好临床指导原则
DQC	稀释质控样品
EHC	肝肠循环
EMA	欧盟药品管理局
FDA	美国国家食品药品监督管理局
Fluctuation	多次给药稳态药物浓度波动百分数
GOF	拟合优度
HQC	高浓度质控样品
IPRED	个体预测值
IS	内标物
ISR	样本再分析
i.v.	静脉给药
LLOQ	定量下限
LQC	低浓度质控样品
MQC	中浓度质控样品
NPDE	正态分布预测分布误差
OBS	实际测定值
PK	药代动力学

续上表

缩写	全称
p. o.	口服给药
PPK	群体药代动力学
RSD	样本相对标准偏差
SD	样本标准偏差
SE	样本标准误差
T_{max}	最大药物浓度时间
$t_{1/2}$	半衰期
VPC	模型预测诊断图

附录 Ⅱ 分析数据

表 S1 40 mg 组柚皮苷尿药浓度

时间 (h)	柚皮苷尿药浓度(ng/mL)										均值	SD
	1001	1002	1003	1004	1005	1006	1007	1008	1009	1010		
0	BQL	BQL	BQL	BQL	BQL	BQL	BQL	BQL	BQL	BQL	—	—
0～4	BQL	38.2	25.6	23.6	—	18.6	27.4	15.6	77.6	BQL	32.4	65.5
4～8	BQL	21.0	20.5	13.4	155	—	BQL	BQL	72.1	BQL	56.4	106.2
8～12	BQL	10.2	BQL	BQL	19.3	25.5	BQL	BQL	13.6	BQL	17.2	39.2
12～24	BQL	BQL	BQL	BQL	BQL	BQL	BQL	BQL	BQL	BQL	—	—
24～36	BQL	BQL	BQL	BQL	BQL	BQL	BQL	BQL	BQL	BQL	—	—
36～48	BQL	BQL	BQL	BQL	BQL	BQL	BQL	BQL	BQL	BQL	—	—
48～60	BQL	BQL	BQL	BQL	BQL	BQL	BQL	BQL	BQL	BQL	—	—
60～72	BQL	BQL	BQL	BQL	BQL	BQL	BQL	BQL	BQL	BQL	—	—

表中:"BQL"表示低于最低定量限,"—"表示不存在该数值。

表 S2 80 mg 组柚皮苷尿药浓度

时间 (h)	柚皮苷尿药浓度(ng/mL)										均值	SD
	2001	2002	2003	2004	2005	2006	2007	2008	2009	2010		
0	BQL	BQL	BQL	BQL	BQL	BQL	BQL	BQL	BQL	BQL	—	—
0～4	15.6	29.7	12.6	28.1	BQL	115	BQL	12.1	64.5	156	54.2	99.7
4～8	BQL	18.5	23.6	37.0	BQL	45.7	BQL	60.7	25.7	70.9	40.3	49.2
8～12	BQL	BQL	BQL	42.1	BQL	BQL	BQL	BQL	BQL	62.8	52.5	27.9
12～24	BQL	BQL	BQL	BQL	BQL	BQL	BQL	BQL	BQL	BQL	—	—
24～36	BQL	BQL	BQL	BQL	BQL	BQL	BQL	BQL	BQL	BQL	—	—
36～48	BQL	BQL	BQL	BQL	BQL	BQL	BQL	BQL	BQL	BQL	—	—
48～60	BQL	BQL	BQL	BQL	BQL	BQL	BQL	BQL	BQL	BQL	—	—
60～72	BQL	BQL	BQL	BQL	BQL	BQL	BQL	BQL	BQL	BQL	—	—

表中:"BQL"表示低于最低定量限,"—"表示不存在该数值。

表 S3　160 mg 组（空腹）柚皮苷尿药浓度

时间 （h）	柚皮苷尿药浓度（ng/mL）										均值	SD
	3101	3102	3103	3104	3105	3106	3107	3108	3109	3110		
0	BQL	BQL	BQL	BQL	BQL	BQL	BQL	BQL	BQL	BQL	—	—
0~4	28.9	52.9	15.1	21.9	BQL	BQL	108	13.4	48.4	59.0	43.5	72.3
4~8	13.7	69.2	19.0	BQL	BQL	BQL	35.3	BQL	116	12.9	44.4	92.4
8~12	BQL	10.9	BQL	BQL	BQL	BQL	BQL	BQL	BQL	BQL	10.9	0.0
12~24	BQL	BQL	BQL	BQL	BQL	BQL	BQL	BQL	BQL	BQL	—	—
24~36	BQL	BQL	BQL	BQL	BQL	BQL	BQL	BQL	BQL	BQL		
36~48	BQL	BQL	BQL	BQL	BQL	BQL	BQL	BQL	BQL	BQL		
48~60	BQL	BQL	BQL	BQL	BQL	BQL	BQL	BQL	BQL	BQL		
60~72	BQL	BQL	BQL	BQL	BQL	BQL	BQL	BQL	BQL	BQL		

表中："BQL"表示低于最低定量限，"—"表示不存在该数值。

表 S4　160 mg 组（高脂饮食）柚皮苷尿药浓度

时间 （h）	柚皮苷尿药浓度（ng/mL）										均值	SD
	3101	3102	3103	3104	3105	3106	3107	3108	3109	3110		
0	BQL	BQL	BQL	BQL	BQL	BQL	BQL	BQL	BQL	BQL	—	—
0~4	17.0	40.5	18.6	21.8	BQL	BQL	76.1	56.6	33.0	49.3	39.1	53.2
4~8	11.5	31.9	BQL	10.2	BQL	BQL	21.6	21.5	57.1	23.6	25.3	62.5
8~12	BQL	16.4	BQL	BQL	BQL	25.0	BQL	27.8	BQL	23.1	25.8	
12~24	BQL	BQL	BQL	BQL	BQL	BQL	BQL	BQL	BQL	BQL	—	—
24~36	BQL	BQL	BQL	BQL	BQL	BQL	BQL	BQL	BQL	BQL		
36~48	BQL	BQL	BQL	BQL	BQL	BQL	BQL	BQL	BQL	BQL		
48~60	BQL	BQL	BQL	BQL	BQL	BQL	BQL	BQL	BQL	BQL		
60~72	BQL	BQL	BQL	BQL	BQL	BQL	BQL	BQL	BQL	BQL		

表中："BQL"表示低于最低定量限，"—"表示不存在该数值。

表 S5　320 mg 组柚皮苷尿药浓度

时间 (h)	柚皮苷尿药浓度（ng/mL）										均值	SD
	4001	4002	4003	4004	4005	4006	4007	4008	4009	4010		
0	BQL	BQL	BQL	BQL	BQL	BQL	BQL	BQL	BQL	BQL	—	—
0～4	148	134	25.6	BQL	30.8	30.5	63.7	37.2	94.4	BQL	70.5	69.8
4～8	182	35.9	13.7	BQL	66.1	25.7	69.3	36.3	41.3	BQL	58.8	90.5
8～12	113	51.9	BQL	BQL	15.1	14.2	28.6	BQL	26.4	BQL	41.5	90.5
12～24	18.6	BQL	BQL	BQL	BQL	BQL	BQL	BQL	BQL	BQL	—	—
24～36	BQL	BQL	BQL	BQL	BQL	BQL	BQL	BQL	BQL	BQL	—	—
36～48	BQL	BQL	BQL	BQL	BQL	BQL	BQL	BQL	BQL	BQL	—	—
48～60	BQL	BQL	BQL	BQL	BQL	BQL	BQL	BQL	BQL	BQL	—	—
60～72	BQL	BQL	BQL	BQL	BQL	BQL	BQL	BQL	BQL	BQL	—	—

表中："BQL"表示低于最低定量限，"—"表示不存在该数值。

表 S6　480 mg 组柚皮苷尿药浓度

时间 (h)	柚皮苷尿药浓度（ng/mL）										均值	SD
	5001	5002	5003	5004	5005	5006	5007	5008	5009	5010		
0	BQL	BQL	BQL	BQL	BQL	BQL	BQL	BQL	BQL	BQL	—	—
0～4	24.2	50.3	BQL	58.3	80.5	27.4	BQL	33.4	72.1	75.1	52.7	42.5
4～8	BQL	19.5	BQL	43.2	70.1	73.8	BQL	46.0	118	45.2	59.4	53.2
8～12	BQL	BQL	BQL	BQL	BQL	37.0	BQL	11.6	39.0	13.9	25.4	57.7
12～24	BQL	BQL	BQL	BQL	BQL	BQL	BQL	BQL	10.7	BQL	—	—
24～36	BQL	BQL	BQL	BQL	BQL	BQL	BQL	BQL	BQL	BQL	—	—
36～48	BQL	BQL	BQL	BQL	BQL	BQL	BQL	BQL	BQL	BQL	—	—
48～60	BQL	BQL	BQL	BQL	BQL	BQL	BQL	BQL	BQL	BQL	—	—
60～72	BQL	BQL	BQL	BQL	BQL	BQL	BQL	BQL	BQL	BQL	—	—

表中："BQL"表示低于最低定量限，"—"表示不存在该数值。

表 S7　40 mg 组柚皮素尿药浓度

时间(h)	40 mg 柚皮素尿药浓度（ng/mL）										均值	SD
	1001	1002	1003	1004	1005	1006	1007	1008	1009	1010		
0	BQL	BQL	BQL	BQL	BQL	BQL	BQL	BQL	BQL	BQL	—	—
0～4	BQL	BQL	BQL	BQL	—	BQL	1450	BQL	BQL	BQL	1450	0
4～8	BQL	737	503	BQL	BQL	—	2360	537	216	BQL	871	98.0
8～12	BQL	310	206	404	BQL	BQL	211	524	5310	BQL	1161	175
12～24	BQL	BQL	312	1240	1700	BQL	BQL	759	278	BQL	858	71.4
24～36	BQL	BQL	BQL	329	BQL	BQL	BQL	BQL	BQL	BQL	329	0
36～48	BQL	BQL	BQL	103	BQL	BQL	BQL	BQL	BQL	BQL	103	0
48～60	BQL	BQL	BQL	BQL	BQL	BQL	BQL	BQL	BQL	BQL	—	—
60～72	BQL	BQL	BQL	BQL	BQL	BQL	BQL	BQL	BQL	BQL	—	—

表中："BQL" 表示低于最低定量限，"—" 表示不存在该数值。

表 S8　80 mg 组柚皮素尿药浓度

时间(h)	80 mg 柚皮素尿药浓度（ng/mL）										均值	SD
	2001	2002	2003	2004	2005	2006	2007	2008	2009	2010		
0	BQL	BQL	BQL	BQL	BQL	BQL	BQL	BQL	BQL	BQL	—	—
0～4	207	BQL	BQL	BQL	BQL	301	BQL	BQL	291	138	234.3	32.8
4～8	867	6080	5430	BQL	BQL	1950	BQL	9760	BQL	BQL	4817	73.6
8～12	BQL	1700	347	BQL	BQL	1390	BQL	3310	BQL	3020	1953	62.4
12～24	BQL	113	2720	2210	BQL	225	BQL	1360	1560	3670	1694	76.2
24～36	BQL	BQL	BQL	BQL	BQL	BQL	BQL	BQL	BQL	BQL	—	—
36～48	BQL	BQL	BQL	BQL	BQL	BQL	BQL	BQL	BQL	BQL	—	—
48～60	BQL	BQL	BQL	BQL	BQL	BQL	BQL	BQL	BQL	BQL	—	—
60～72	BQL	BQL	BQL	BQL	BQL	BQL	BQL	BQL	BQL	BQL	—	—

表中："BQL" 表示低于最低定量限，"—" 表示不存在该数值。

表 S9　160 mg 组（空腹）柚皮素尿药浓度

时间 (h)	柚皮素尿药浓度（ng/mL）										均值	SD
	3101	3102	3103	3104	3105	3106	3107	3108	3109	3110		
0	BQL	BQL	BQL	BQL	BQL	BQL	BQL	BQL	BQL	BQL	—	
0～4	BQL	BQL	BQL	107	BQL	BQL	BQL	BQL	BQL	BQL	107	0
4～8	BQL	49700	2040	2310	BQL	BQL	1870	705	732	300	8237	222
8～12	2830	1950	2220	586	BQL	BQL	326	4950	3400	1050	2164	72.0
12～24	2530	BQL	898	BQL	BQL	BQL	1760	370	7140	268	2161	120
24～36	150	BQL	BQL	BQL	BQL	BQL	BQL	BQL	209	BQL	180	23.2
36～48	BQL	BQL	BQL	BQL	BQL	BQL	BQL	BQL	158	BQL	158	0
48～60	BQL	BQL	BQL	BQL	BQL	BQL	BQL	BQL	BQL	BQL	—	
60～72	BQL	BQL	BQL	BQL	BQL	BQL	BQL	BQL	BQL	BQL	—	

表中："BQL"表示低于最低定量限，"—"表示不存在该数值。

表 S10　160 mg 组（高脂饮食）柚皮素尿药浓度

时间 (h)	柚皮素尿药浓度（ng/mL）										均值	SD
	3101	3102	3103	3104	3105	3106	3107	3108	3109	3110		
0	BQL	BQL	BQL	BQL	BQL	BQL	BQL	BQL	BQL	BQL	—	
0～4	BQL	BQL	995	BQL	BQL	BQL	221	BQL	BQL	BQL	608	90.0
4～8	4020	3740	7730	BQL	BQL	BQL	1980	1450	592	2440	3136	75.2
8～12	2720	51500	761	110	BQL	BQL	2070	4410	6400	1800	8721	200
12～24	929	1380	361	756	BQL	BQL	239	283	3310	1680	1117	92.0
24～36	BQL	BQL	BQL	BQL	BQL	BQL	BQL	BQL	479	BQL	479	0
36～48	BQL	BQL	BQL	BQL	BQL	BQL	BQL	BQL	125	BQL	125	0
48～60	BQL	BQL	BQL	BQL	BQL	BQL	BQL	BQL	BQL	BQL	—	
60～72	BQL	BQL	BQL	BQL	BQL	BQL	BQL	BQL	BQL	BQL	—	

表中："BQL"表示低于最低定量限，"—"表示不存在该数值。

表 S11 320 mg 组柚皮素尿药浓度

时间 (h)	柚皮素尿药浓度（ng/mL）										均值	SD
	4001	4002	4003	4004	4005	4006	4007	4008	4009	4010		
0	BQL	BQL	BQL	BQL	BQL	BQL	BQL	BQL	BQL	BQL	—	—
0～4	191	113	1530	BQL	BQL	BQL	BQL	BQL	BQL	BQL	611	130
4～8	2250	223	27300	BQL	1440	4350	3000	4240	BQL	BQL	6115	155
8～12	14200	3740	4370	BQL	19900	144000	10800	9010	20000	BQL	28253	167
12～24	12000	780	495	BQL	9260	16000	5380	13300	9650	BQL	8358	68.1
24～36	1330	2270	BQL	BQL	181	391	310	1320	2940	BQL	1249	84.4
36～48	116	BQL	BQL	BQL	BQL	160	145	118	443	BQL	196	70.8
48～60	BQL	BQL	BQL	BQL	BQL	BQL	BQL	BQL	BQL	BQL	—	—
60～72	BQL	BQL	BQL	BQL	BQL	BQL	BQL	BQL	BQL	BQL	—	—

表中："BQL" 表示低于最低定量限，"—" 表示不存在该数值。

表 S12 480 mg 组柚皮素尿药浓度

时间 (h)	柚皮素尿药浓度（ng/mL）										均值	SD
	5001	5002	5003	5004	5005	5006	5007	5008	5009	5010		
0	BQL	BQL	BQL	BQL	BQL	BQL	BQL	BQL	BQL	BQL	—	—
0～4	101	BQL	BQL	BQL	BQL	BQL	BQL	BQL	BQL	BQL	101	0.00
4～8	236	360	BQL	2020	253	2030	BQL	1120	86400	BQL	13203	245
8～12	1950	2420	BQL	6870	4240	140000	BQL	2680	109000	901	33508	170
12～24	4890	477	BQL	21400	22400	11800	BQL	70100	4230	14700	18750	118
24～36	BQL	BQL	BQL	166	147	BQL	BQL	4190	BQL	BQL	1501	155
36～48	BQL	BQL	BQL	BQL	181	BQL	BQL	BQL	BQL	211	196	10.8
48～60	BQL	BQL	BQL	BQL	BQL	BQL	BQL	BQL	BQL	BQL	—	—
60～72	BQL	BQL	BQL	BQL	BQL	BQL	BQL	BQL	BQL	BQL	—	—

表中："BQL" 表示低于最低定量限，"—" 表示不存在该数值。

表 S13 多次给药组柚皮苷尿药浓度（160 mg/次，一日三次）

时间 (h)	柚皮苷尿药检测浓度（ng/mL）											
	6001	6002	6003	6004	6005	6006	6007	6008	6009	6010	均值	SD
D1-0	BQL	BQL	BQL	BQL	BQL	BQL	BQL	BQL	BQL	BQL	—	—
D7-0	174	47.8	BQL	24.8	89	73.9	37.4	191	BQL	22.6	82.6	79.8
D7-0～4	49.5	39.2	BQL	22.8	32.3	34.5	39.3	62.9	BQL	27.3	38.5	33.2
D7-4～8	21.6	19.7	BQL	BQL	27.4	44.4	57.9	42.6	BQL	119	47.5	72.4
D7-8～12	BQL	BQL	BQL	BQL	BQL	15.6	BQL	18.8	BQL	12.6	15.7	19.8
D7-12～24	BQL	BQL	BQL	BQL	BQL	BQL	11.5	BQL	BQL	11.5	0	
D7-24～36	BQL	BQL	BQL	BQL	BQL	BQL	BQL	BQL	BQL	BQL	—	—
D7-36～48	BQL	BQL	BQL	BQL	BQL	BQL	BQL	BQL	BQL	BQL	—	—
D7-48～60	BQL	BQL	BQL	BQL	BQL	BQL	BQL	BQL	BQL	BQL	—	—
D7-60～72	BQL	BQL	BQL	BQL	BQL	BQL	BQL	BQL	BQL	BQL	—	—

表中："BQL"表示低于最低定量限，"—"表示不存在该数值。

表 S14 多次给药组柚皮素尿药浓度（160 mg/次，一日三次）

时间 (h)	柚皮素尿药检测浓度（ng/mL）											
	6001	6002	6003	6004	6005	6006	6007	6008	6009	6010	均值	SD
D1-0	BQL	BQL	BQL	BQL	BQL	BQL	125	BQL	BQL	—	—	
D7-0	4340	657	BQL	451	23000	5090	46300	4360	BQL	311	10564	154
D7-0～4	3410	1740	BQL	3300	26800	5620	24100	1260	BQL	1410	8455	125
D7-4～8	465	3540	BQL	5950	3140	5580	77700	1340	BQL	3680	12674	208
D7-8～12	225	3810	BQL	888	8270	2720	23800	1660	BQL	893	5283	150
D7-12～24	BQL	2460	BQL	185	1980	1960	12900	2010	BQL	762	3180	137
D7-24～36	BQL	BQL	BQL	BQL	BQL	1740	BQL	BQL	BQL	1740	0	
D7-36～48	BQL	BQL	BQL	BQL	BQL	595	BQL	BQL	BQL	595	0	
D7-48～60	BQL	BQL	BQL	BQL	BQL	BQL	BQL	BQL	BQL	BQL	—	—
D7-60～72	BQL	BQL	BQL	BQL	BQL	BQL	BQL	BQL	BQL	BQL	—	—

表中："BQL"表示低于最低定量限，"—"表示不存在该数值。

表 S15　单次给药组柚皮苷粪药浓度

剂量（mg）	时间	柚皮苷粪药浓度（ng/g）										均值	SD
		01	02	03	04	05	06	07	08	09	10		
40	给药前	BQL	BQL	BQL	BQL	BQL	BQL	BQL	—	BQL	BQL	—	—
	第1次	BQL	BQL	BQL	476	—	—	BQL	BQL	15.5	BQL	246	326
	第2次	BQL	—	14.9	BQL	—	—	—	—	—	—	14.9	—
	第3次	BQL	—	—	—	—	—	—	—	—	—	—	—
	第4次	BQL	—	—	—	—	—	—	—	—	—	—	—
80	给药前	BQL	BQL	BQL	BQL	BQL	BQL	BQL	BQL	—	BQL	—	—
	第1次	14.4	BQL	BQL	67.0	BQL	13.6	BQL	56.8	—	545	139	228
	第2次	BQL	—	—	—	BQL	BQL	—	—	—	382	382	—
	第3次	—	—	—	—	—	—	—	—	—	BQL	—	—
	第4次	—	—	—	—	—	—	—	—	—	BQL	—	—
160	给药前	BQL	BQL	BQL	BQL	BQL	BQL	BQL	BQL	BQL	—	—	—
	第1次	BQL	BQL	BQL	118	BQL	28.2	BQL	BQL	208	118	89.9	
	第2次	32.5	9.80	122	37.3	—	BQL	—	BQL	573	—	155	238
	第3次	—	—	—	—	BQL	—	—	26.9	—	26.9		
	第4次	—	—	—	—	—	—	—	BQL	—	—		
160 高脂饮食	给药前	BQL	BQL	BQL	BQL	BQL	—	BQL	BQL	BQL	—	—	—
	第1次	144	89.0	20.0	375000	BQL	BQL	140000	BQL	8580	BQL	87306	151371
	第2次	—	19.0	12.1	372	—	BQL	—	14.5	77.6	43.4	89.8	140
	第3次	—	—	—	—	—	BQL	—	—	—	BQL	—	—
	第4次	—	—	—	—	—	BQL	—	—	—	—	—	—
320	给药前	—	BQL	—	BQL	—	—	BQL	—	—	—	—	—
	第1次	33.2	—	BQL	BQL	12400	BQL	918	BQL	13	—	3341	6054
	第2次	—	—	BQL	—	366	—	13.6	—	—	—	189	249
	第3次	—	—	—	—	—	—	BQL	—	—	—	—	—
	第4次	—	—	—	—	—	—	BQL	—	—	—	—	—
480	给药前	BQL	—	BQL	BQL	BQL	BQL	BQL	BQL	BQL	—	—	—
	第1次	77.1	—	—	643	152	9.84	BQL	BQL	16.1	BQL	180	265
	第2次	BQL	—	—	BQL	—	—	—	2620	—	1010	1815	1138
	第3次	—	—	—	—	—	—	—	—	—	BQL	—	—
	第4次	—	—	—	—	—	—	—	—	—	—	—	—

表中："BQL"表示低于最低定量限，"—"表示不存在该数值。

表 S16 单次给药组柚皮素粪药浓度

剂量 (mg)	时间	柚皮素粪药浓度（ng/g）										均值	SD
		01	02	03	04	05	06	07	08	09	10		
40	给药前	BQL	BQL	BQL	BQL	BQL	BQL	BQL	—	BQL	BQL	—	—
	第1次	BQL	BQL	BQL	1130	—	—	BQL	BQL	BQL	BQL	1130	—
	第2次	BQL	—	BQL	343	—	—	—	—	—	—	343	—
	第3次	BQL	—	—	—	—	—	—	—	—	—	—	—
	第4次	BQL	—	—	—	—	—	—	—	—	—	—	—
80	给药前	BQL	BQL	BQL	BQL	BQL	BQL	BQL	—	BQL	—	—	—
	第1次	BQL	BQL	BQL	BQL	BQL	BQL	216	—	870	—	543	462
	第2次	BQL	—	—	BQL	BQL	—	—	—	204	—	204	—
	第3次	—	—	—	—	—	—	—	—	BQL	—	BQL	—
	第4次	—	—	—	—	—	—	—	—	BQL	—	BQL	—
160	给药前	BQL	BQL	BQL	BQL	BQL	BQL	BQL	BQL	BQL	—	—	—
	第1次	BQL	BQL	BQL	BQL	BQL	BQL	BQL	BQL	BQL	—	—	—
	第2次	BQL	BQL	BQL	BQL	—	BQL	—	—	1320	—	1320	—
	第3次	—	—	—	—	—	BQL	—	—	335	—	335	—
	第4次	—	—	—	—	—	—	—	—	124	—	124	—
160 高脂 饮食	给药前	BQL	BQL	BQL	BQL	BQL	2370	—	BQL	BQL	BQL	—	—
	第1次	388	BQL	BQL	665	BQL	BQL	6920	BQL	24600	BQL	8143	11378
	第2次	—	BQL	BQL	BQL	—	—	—	BQL	1140	BQL	1140	—
	第3次	—	—	—	—	—	BQL	—	—	BQL	—	BQL	—
	第4次	—	—	—	—	—	BQL	—	—	—	—	—	—
320	给药前	—	BQL	—	BQL	—	BQL	—	BQL	—	—	—	—
	第1次	105	—	BQL	BQL	25000	737	2060	BQL	362	—	5653	10842
	第2次	—	—	BQL	—	1500	—	824	—	—	—	1162	478
	第3次	—	—	—	—	—	—	300	—	—	—	300	—
	第4次	—	—	—	—	—	—	—	—	—	—	—	—
480	给药前	BQL	—	BQL	BQL	BQL	BQL	BQL	BQL	BQL	—	—	—
	第1次	BQL	—	—	2140	666	BQL	BQL	148	BQL	BQL	985	1034
	第2次	BQL	—	—	BQL	—	—	—	84100	—	4150	44125	56533
	第3次	—	—	—	—	—	—	—	—	—	241	241	—
	第4次	—	—	—	—	—	—	—	—	—	—	—	—

表中："BQL"表示低于最低定量限，"—"表示不存在该数值。

表 S17 多次给药组柚皮苷、柚皮素粪药浓度（160 mg/次，一日三次）

时间	粪药浓度（ng/g）										均值	SD
	6001	6002	6003	6004	6005	6006	6007	6008	6009	6010		
柚皮苷												
D1 – 给药前	BQL	BQL	—	BQL	BQL	BQL	BQL	BQL	BQL	BQL	—	—
D7 – 给药前	—	—	—	—	—	—	—	—	—	1880	1880	—
D7 – 第 1 次	13500	91.4	—	—	—	—	—	2240	BQL	22000	9458	10222
D7 – 第 2 次	62	341	BQL	375	156	130	517	758	BQL	233	322	230
D7 – 第 3 次	BQL	233	—	58.2	BQL	—	BQL	—	—	BQL	146	124
D7 – 第 4 次	—	29	—	—	—	—	—	—	—	—	29	—
柚皮素												
D1 – 给药前	BQL	111	—	BQL	BQL	BQL	146	BQL	BQL	BQL	—	—
D7 – 给药前	—	—	—	—	—	—	—	—	—	469	469	—
D7 – 第 1 次	30400	5460	—	—	—	—	—	760	BQL	17900	13630	13315
D7 – 第 2 次	BQL	345	BQL	199	3080	BQL	6010	147	BQL	BQL	1956	2581
D7 – 第 3 次	BQL	127	—	BQL	BQL	—	—	BQL	—	BQL	127	—
D7 – 第 4 次	—	BQL	—	—	—	—	—	—	—	—	—	—

表中："BQL"表示低于最低定量限，"—"表示不存在该数值。

表 S18 尿液中多次给药组柚皮苷、柚皮素 ISR 结果

柚皮苷			柚皮素		
序号	样品名称	差异（%）	序号	样品名称	差异（%）
1	6001-D7-0 h	0.573	1	6001-D7-0 h	3.84
2	6001-D7-（0～4）h	4.93	2	6001-D7-（0～4）h	6.52
3	6002-D7-0 h	8.73	3	6001-D7-（4～8）h	47.9 [a]
4	6002-D7-（0～4）h	10.8	4	6004-D7-（4～8）h	3.47
5	6006-D7-0 h	1.23	5	6004-D7-（8～12）h	10.9
6	6006-D7-（0～4）h	11.0	6	6006-D7-0～4 h	2.11
7	6006-D7-（4～8）h	2.28	7	6006-D7-（4～8）h	8.79
8	6008-D7-0 h	5.93	8	6006-D7-（8～12）h	7.24
9	6008-D7-（0～4）h	13.6	9	6010-D7-（4～8）h	4.16
10	6008-D7-（4～8）h	16.8	10	6010-D7-（8～12）h	1.81
再分析样品总数		10			10
符合接受标准的数量		10			9
符合接受标准的百分比（%）		100			90.0

表中：[a] 为样品 ISR 差异超过 20%。

表 S19 尿液中单次给药组柚皮苷、柚皮素 ISR 结果

柚皮苷/柚皮素	序号	样品名称	差异（%）	序号	样品名称	差异（%）	序号	样品名称	差异（%）
	1	1002, 0~4	2.65	19	3107-I, 4~8	20.6[a]	37	4007, 4~8	1.29
	2	1002, 4~8	1.44	20	3107-II, 0~4	11.5	38	4008, 0~4	8.00
	3	1005, 4~8	1.28	21	3108-I, 0~4	5.26	39	4008, 4~8	9.22
	4	1009, 0~4	5.16	22	3109-I, 4~8	23.5[a]	40	4009, 0~4	4.11
	5	1009, 4~8	3.67	23	3109-II, 0~4	1.53	41	4009, 4~8	2.95
	6	2004, 4~8	6.42	24	3109-II, 4~8	15.9	42	5002, 0~4	8.50
	7	2004, 8~12	17.3	25	3109-II, 8~12	5.17	43	5004, 0~4	27.3[a]
	8	2006, 0~4	5.36	26	3110-I, 0~4	0.610	44	5004, 4~8	7.14
柚皮苷	9	2006, 4~8	6.09	27	3110-II, 0~4	5.22	45	5005, 0~4	9.50
	10	2008, 4~8	0.00	28	4001, 0~4	6.99	46	5005, 4~8	11.7
	11	2009, 0~4	3.47	29	4001, 4~8	24.7[a]	47	5006, 4~8	4.57
	12	2010, 0~4	2.60	30	4001, 8~12	6.39	48	5006, 8~12	3.86
	13	2010, 4~8	8.84	31	4002, 0~4	18.3	49	5008, 4~8	3.54
	14	2010, 8~12	19.0	32	4002, 4~8	24.7[a]	50	5009, 0~4	0.966
	15	3102-I, 0~4	0.983	33	4002, 8~12	16.5	51	5009, 4~8	5.22
	16	3102-I, 4~8	8.50	34	4006, 0~4	10.7	52	5009, 8~12	8.28
	17	3102-II, 4~8	5.19	35	4006, 4~8	6.01	53	5010, 0~4	5.05
	18	3107-I, 0~4	3.64	36	4007, 0~4	8.68	54	5010, 4~8	1.34
再分析样品总数							54		
符合接受标准的数量							49		
符合接受标准的百分比（%）							90.7		

续上表

柚皮苷/柚皮素	序号	样品名称	差异 (%)	序号	样品名称	差异 (%)	序号	样品名称	差异 (%)
	1	1002, 4~8	10.1	19	3101-I, 8~12	-3.96	37	3110-II, 8~12	6.45
	2	1002, 8~12	-19.9	20	3101-I, 12~24	-23.9[a]	38	3110-II, 12~24	-10.2
	3	1004, 12~24	-7.53	21	3101-II, 4~8	-9.38	39	4001, 8~12	-50.0[a]
	4	1004, 24~36	8.16	22	3101-II, 8~12	-2.61	40	4001, 12~24	-6.01
	5	1007, 4~8	11.6	23	3101-II, 12~24	8.35	41	4001, 24~36	-48.4[a]
	6	1007, 8~12	-3.37	24	3103-I, 8~12	-8.45	42	4002, 8~12	-21.6[a]
	7	1009, 8~12	-24.1[a]	25	3103-I, 12~24	-15.1	43	4002, 12~24	-34.1[a]
	8	1009, 12~24	-16.8	26	3103-II, 4~8	-12.8	44	4002, 24~36	-4.97
	9	2002, 4~8	-0.165	27	3103-II, 8~12	-4.98	45	4007, 8~12	-25.0[a]
柚皮素	10	2002, 8~12	-17.3	28	3103-II, 12~24	-3.67	46	4007, 12~24	-6.13
	11	2003, 4~8	-4.33	29	3109-I, 12~24	-21.4[a]	47	4007, 24~36	2.23
	12	2003, 8~12	67.3[a]	30	3109-I, 24~36	-11.1	48	4008, 12~24	-9.45
	13	2003, 12~24	-18.5	31	3109-II, 8~12	-8.47	49	4008, 24~36	-21.8[a]
	14	2006, 4~8	-24.8[a]	32	3109-II, 12~24	-9.49	50	4009, 12~24	-8.54
	15	2006, 8~12	-17.2	33	3109-II, 24~36	-36.5[a]	51	4009, 24~36	-2.06
	16	2008, 4~8	-8.55	34	3110-I, 4~8	-3.76	52	4009, 36~48	-1.14
	17	2008, 8~12	-27.5[a]	35	3110-I, 8~12	-1.12	53	5002, 8~12	-1.67
	18	2008, 12~24	7.09	36	3110-I, 12~24	-40.9[a]	54	5002, 12~24	-28.2[a]
	再分析样品总数						54		
	符合接受标准的数量						39		
	符合接受标准的百分比 (%)						72.2		

表中: [a] 为样品 ISR 差异超过 20%。

表 S20　粪便中单次给药组柚皮苷、柚皮素 ISR 结果

柚皮苷			柚皮素		
序号	样品名称	差异（%）	序号	样品名称	差异（%）
1	1004，第 1 次	6.53	1	1004，第 1 次	0.866
2	2004，第 1 次	3.96	2	1004，第 2 次	5.03
3	2010，第 1 次	1.77	3	2010，第 1 次	4.69
4	2010，第 2 次	1.25	4	2010，第 2 次	11.0
5	3101，P2，第 1 次	9.23	5	3101，P2，第 1 次	0.480
6	3102，P1，第 1 次	6.23	6	3109，P1，第 2 次	7.94
7	3103，P1，第 2 次	11.4	7	3109，P1，第 3 次	2.84
8	3109，P1，第 2 次	0.690	8	4006，第 1 次	4.08
9	3110，P1，第 2 次	25.7 [a]	9	4007，第 1 次	3.41
10	3110，P2，第 1 次	4.41	10	4007，第 2 次	3.65
11	4007，第 1 次	0.755	11	4007，第 3 次	3.76
12	5001，第 1 次	3.04	12	4009，第 1 次	5.26
13	5004，第 1 次	2.04	13	5004，第 1 次	4.57
14	5005，第 1 次	8.43	14	5005，第 1 次	2.69
15	5010，第 2 次	0.957	15	5010，第 2 次	2.29
再分析样品总数		15			15
符合接受标准的数量		14			15
符合接受标准的百分比（%）		93.3			100

表中：[a] 为样品 ISR 差异超过 20%。

表 S21　粪便中多次给药组柚皮苷、柚皮素 ISR 结果

柚皮苷			柚皮素		
序号	样品名称	差异（%）	序号	样品名称	差异（%）
1	6002，D7 第 1 次	11.6	1	6002，D7 第 1 次	5.72
2	6002，D7 第 2 次	1.43	2	6002，D7 第 2 次	3.18
3	6002，D7 第 3 次	3.32	3	6002，D7 第 3 次	6.40
4	6004，D7 第 2 次	6.57	4	6004，D7 第 2 次	4.34
5	6005，D7 第 2 次	5.75	5	6005，D7 第 2 次	11.3
6	6007，D7 第 2 次	1.28	6	6007，D7 第 2 次	0.957
再分析样品总数		6			6
符合接受标准的数量		6			6
符合接受标准的百分比（%）		100			100